KAVITHA A. N.
N. SHUBHASHINI
VINAY CHANDRA R.

IRRIGANTES À BASE DE PLANTAS

KAVITHA A. N.
N. SHUBHASHINI
VINAY CHANDRA R.

IRRIGANTES À BASE DE PLANTAS

ScienciaScripts

Imprint

Cover image: www.ingimage.com

This book is a translation from the original published under ISBN 978-620-7-81049-9.

Publisher:
Sciencia Scripts
is a trademark of
Dodo Books Indian Ocean Ltd. and OmniScriptum S.R.L publishing group

120 High Road, East Finchley, London, N2 9ED, United Kingdom
Str. Armeneasca 28/1, office 1, Chisinau MD-2012, Republic of Moldova, Europe
Printed at: see last page
ISBN: 978-620-8-05063-4

RECONHECIMENTO

Antes de mais, gostaria de agradecer ao nosso **PRESIDENTE SRI. A. C. SHANMUGAM, O VICE-PRESIDENTE SRI. ACS ARUN KUMAR do RAJARAJESWARI GROUP OF INSTITUTIONS** e ao **DEAN do RAJARAJESWARI DENTAL COLLEGE PROFESSOR DR. N. EDWIN DEVADOSS** por me terem dado o privilégio de estudar nesta estimada instituição.

Estou muito agradecido e extremamente grato ao meu estimado professor e guia, **DR. N. SHUBHASHINI,** Professor e **DR. VINAYCHANDRA R,** Professor e Diretor do Departamento de Dentisteria Conservadora e Endodontia, Rajarajeswari Dental College and Hospital, Bangalore, pela sua dedicação, presença sempre inspiradora, observação crítica, orientação inestimável e pelo estímulo intelectual dado, sem o qual a compilação desta dissertação não teria sido possível.

É com grande prazer que agradeço à **Dra. Geetha I.B,** à **Dra. Annapoorna Kini,** à **Dra. Swetha H B e** à **Dra. Thokala Damodharan,** Professora, Departamento de Dentisteria Conservadora e Endodontia, Faculdade de Medicina Dentária e Hospital Rajarajeswari, Bangalore, pela sua valiosa orientação.

Estou também grato à **Dra. Bhavana,** à **Dra**. **Supriya e** à **Dra. Akshita**, professoras do Departamento de Dentisteria Conservadora e Endodontia da Faculdade de Medicina Dentária e Hospital Rajarajeswari, Bangalore, pela sua ajuda e orientação na preparação desta dissertação.

Expresso a minha gratidão ao nosso querido Diretor **Dr. GIRISH H.C** Rajarajeswari Dental College and Hospital pelo seu encorajamento e apoio.

I wish to thank my senior colleagues, Dr. Anaida Clara Alex, Dr. Arvind B, Dr. Krithika. D, Dr. Mrinalini Jayachander, Dr. Sheetal Kasargod, Dr. Srikar Comandur, Dr. Kavana M G, Dr. Shreya S Vanaki, Dr. Akhilesh G, Dr. Ajil Aji Varghese, Dr. Om Prasad Pal, Dr. Samad Irshad Tahir e os meus colegas Dr. Rachana.G, Dr. K.Ranjith, Dr. Akshaya R, Dr. Reshma Teres Antony, Dr. Aathees A.S pela sua cooperação altruísta e apoio durante a preparação desta dissertação.

Agradeço de todo o coração aos meus queridos pais e ao meu irmão, os pilares da minha vida, pelo seu amor e fé inabaláveis, pelo apoio constante e interminável, pela sua intemporalidade, pelo seu encorajamento e pelas suas orações constantes durante o estudo. Com eles, espero alcançar maiores alturas.

DR. KAVITHA A N

CAPÍTULO 01

INTRODUÇÃO:

A utilização de medicamentos à base de plantas está a aumentar com sucesso em todo o mundo. A medicina à base de plantas ganhou um impulso acentuado em vários contextos nacionais de cuidados de saúde (Yuan et al. 2016). A utilização de extractos de ervas em medicina dentária deve-se a várias vantagens, como antibacterianos, anti-inflamatórios, anti-sépticos, antioxidantes, antifúngicos, antivirais e analgésicos. Além disso, a fitoterapia é eficaz no controlo da placa microbiana na gengivite, na cicatrização de feridas e na periodontite (Cruz Martínez et al. 2017).

A aplicação de remédios à base de plantas suscitou um interesse internacional, que culminou com a sua utilização no combate a várias doenças e afecções, tanto nos países em desenvolvimento como nos países bem desenvolvidos (Sinha e Sinha 2014).

Além disso, atualmente, apenas alguns medicamentos à base de ervas são aprovados pelas suas admiráveis propriedades medicinais, uma grande maioria das ervas medicinais que ocorrem naturalmente são consideradas apenas como suplementos alimentares devido à falta de estudos sobre ensaios clínicos (Parveen et al.2015). No entanto, nos últimos anos, tem sido dada muita importância à exploração de diferentes ervas na medicina dentária.

Várias ervas medicinais têm aplicações na manutenção da higiene oral através da supressão de vários micróbios orais e de outras formas curativas (Sravani et al. 2015). Os micróbios orais, que são tipicamente agentes patogénicos oportunistas que podem entrar no canal radicular com tecido necrótico e iniciar um processo infecioso, são a principal causa de infecções endodônticas

O principal objetivo de um tratamento endodôntico é remover o tecido doente e evitar a sua recontaminação. As soluções irrigadoras são muito importantes durante a preparação do canal radicular porque ajudam na limpeza do canal radicular, lubrificam as limas, expulsam os detritos, têm efeitos antimicrobianos e proporcionam a dissolução dos tecidos sem danificar os tecidos periapicais.

Este processo gira principalmente em torno da "preparação quimio-mecânica", em que são utilizadas soluções quimicamente activas juntamente com a instrumentação mecânica do espaço do canal radicular.

Existe uma diferença entre as infecções primárias e secundárias do canal radicular no que diz respeito aos germes que estão presentes no interior do espaço pulpar; de facto, as infecções primárias são frequentemente polimicrobianas e estão presentes bactérias anaeróbias obrigatórias.

Nas infecções primárias dos canais radiculares estão presentes vários microrganismos e os germes mais frequentemente isolados são tanto Gram-positivos como Gram-negativos. Entre os germes Gram-positivos, os mais populares são: cocos anaeróbios, bastonetes anaeróbios e facultativos, espécies de Streptococcus facultativos; quanto aos bastonetes anaeróbios Gram-negativos e espécies de Lactobacillus são os mais encontrados.

A instrumentação quimio-mecânica dos canais radiculares pode erradicar os anaeróbios obrigatórios mais facilmente do que outras bactérias facultativas, como os Enterococos, os Estreptococos não mutans e os Lactobacilos, que são mais resistentes mesmo após o penso do canal radicular.

No caso da periodontite, as leveduras podem ser responsáveis pela patologia resistente à terapia. Infelizmente, muitas áreas no interior dos canais são inacessíveis à instrumentação mecânica e a presença de canais laterais e acessórios torna a preparação do canal radicular ainda mais difícil.

A instrumentação do canal radicular efectuada por instrumentos rotativos leva a muitas alterações nas paredes da dentina, criando a camada de esfregaço (1 µm de espessura) que está ausente nas paredes intactas da dentina radicular. Como resultado da preparação do canal, a superfície da dentina também pode ser coberta por tampões de esfregaço que se formam porque uma grande quantidade de detritos é empurrada para os túbulos da dentina.

Muitos estudos demonstram que a remoção completa da smear layer dos canais radiculares depende tanto das soluções irrigantes como da fase de instrumentação.

Os irrigantes desempenham um papel muito importante na desinfeção dos canais radiculares, pelo que a utilização de soluções específicas tem sido efectuada em conjunto com a instrumentação mecânica há muitos anos. No entanto, podem ocorrer muitos contratempos durante a instrumentação, pelo que é fundamental limpar e modelar os canais radiculares com a ajuda de soluções de irrigação adequadas.

O objetivo do desbridamento químico é remover os tecidos residuais e a biofilme bacteriana principalmente das áreas não instrumentadas, apesar de até 90% da estrutura da biofilme ser composta por uma matriz polimérica intracelular que confere à biofilme as suas propriedades viscoelásticas e a capacidade de se deformar e adaptar sob as tensões mecânicas impostas pelos procedimentos de limpeza e pelos desinfectantes.

A dentina é um tecido permeável e esta propriedade é crucial porque permite a passagem de substâncias e/ou fluidos do interior para a superfície da raiz e vice-versa graças à estrutura microscópica dos túbulos que permite a permeabilidade.

Esta permeabilidade é fundamental em endodontia porque permite que o irrigante actue também no interior das estruturas dentinárias, especialmente em casos de infecções resistentes, onde se verificou que as bactérias podem alojar-se profundamente nos túbulos dentinários.

Vários factores podem afetar a permeabilidade da dentina, tais como a espessura, a extensão da dentina exposta, o tamanho e o número de túbulos dentinários. O terço cervical do canal é normalmente o mais permeável, seguido do terço médio e, finalmente, do terço apical. É importante notar que se um irrigante utilizado no interior do canal não se difundir através dos túbulos, isso pode influenciar a sua atividade antibacteriana.

Uma combinação de vários irrigantes pode aumentar a capacidade de penetração no interior dos túbulos, melhorando o efeito final contra germes resistentes, como o Enterococcus faecalis, que pertence ao género Enterococci (cocos Gram-positivos) e desempenha um papel importante no insucesso dos irrigantes dos canais radiculares no tratamento endodôntico; este germe está presente em lesões perirradiculares persistentes nove vezes mais frequentemente do que em infecções primárias.

Outro micro-organismo que pode comprometer um tratamento de canal é a Candida albicans. Esta é a espécie fúngica mais prevalente na cavidade oral, é um fungo dimórfico que cresce tanto como levedura como células filamentosas e uma das poucas espécies do género Candida que causam a infeção nos seres humanos.

O género Actìnomyces é constituído por um grupo heterogéneo de bastonetes Gram-positivos não ácidos, não móveis, não formadores de esporos, obrigatoriamente anaeróbios e facultativamente anaeróbios.

No mesmo caso particular, especialmente se estiverem presentes microrganismos resistentes, é necessário combinar mais do que uma solução de modo a reduzir ao mínimo a infeção e preparar o espaço pulpar para a fase de obturação. Existem vários irrigantes disponíveis para realizar um procedimento correto, mesmo que não exista a solução ideal.

O hipoclorito de sódio [NaOCl] é o químico mais frequentemente utilizado neste procedimento, e as suas concentrações podem variar entre 0,5 e 5,25%. Devido à sua excecional atividade antibacteriana e distinta capacidade de desintegrar o tecido pulpar, este químico é preferido em relação a outros irrigantes. O NaOCl tem vários inconvenientes, como o cheiro nauseabundo, a toxicidade e a incapacidade de dissolver material inorgânico, o que o impede de remover a smear layer.

Por esta razão, foi utilizado o ácido etilenodiaminotetracético (EDTA), que desmineraliza eficazmente a camada de esfregaço, mas tem de ser utilizado juntamente com NaOCl para remover a parte orgânica e não tem capacidade desinfetante.

A clorexidina é outro agente antimicrobiano comummente utilizado para irrigar os canais devido ao seu amplo espetro de atividade antimicrobiana, biocompatibilidade e capacidade de desinfetar os canais radiculares infectados. No entanto, não tem capacidade de dissolução de tecidos e também tem alguns efeitos indesejáveis, uma vez que pode descolorir os dentes, pode resultar em secura oral e, possivelmente, em queimaduras na boca, tornando a boca mais sensível à humidade.

Para ultrapassar os efeitos secundários dos agentes acima referidos e para satisfazer os requisitos de um irrigante ideal, foi utilizada no passado uma grande variedade de produtos à base de plantas na medicina. Este método de utilização de ervas para tratar uma variedade de doenças é designado por "Fitoterapia" ou "Fitomedicina" ou "Etnofarmacologia".

A Organização Mundial de Saúde define a fitoterapia como uma preparação ou substância derivada de plantas que contém componentes em bruto ou transformados de uma ou mais plantas com caraterísticas terapêuticas.

Os escritos médicos tradicionais indianos mencionam as árvores Neem (Azadirachta indica) pelos seus benefícios. Os medicamentos à base de plantas estão agora a ser incorporados na pasta de dentes para prevenir a cárie dentária. O agente principal, o polifenol, tem efeitos anti-cariogénicos através da sua interação direta com S. mutans, e interage com as proteínas da membrana microbiana para impedir que as células bacterianas adiram à superfície do dente.

Os medicamentos à base de plantas estão a tornar-se populares e a ser utilizados na endodontia porque são, na sua maioria, inofensivos quando utilizados corretamente e podem ser perigosos se forem utilizados em excesso. Considerando que são benéficas e têm poucos efeitos adversos, as ervas também podem ser utilizadas em técnicas de tratamento endodôntico como irrigantes, medicamentos intracanais.

A melhor biocompatibilidade, a facilidade de acesso, o prazo de validade mais longo, a eficiência económica e a ausência de resistência microbiana são os principais benefícios dos irrigantes à base de plantas. A combinação de irrigantes e a sua utilização sequencial ajudará a cumprir todos os requisitos para a irrigação do canal radicular, o que resultará numa terapia de canal radicular bem sucedida.

REQUISITOS IDEAIS DOS IRRIGANTES ENDODÔNTICOS:

(Torabinejad e Walton)

- Amplo espetro antibacteriano.
- Deve dissolver os restos de tecido pulpar necrótico.

- Capacidade de dissolver uma camada de esfregaço depois de esta se ter desenvolvido ou de impedir a sua formação durante a instrumentação.
- Capacidade de inativar endotoxinas.
- Sistemicamente seguros, não corrosivos para os tecidos periodontais e pouco susceptíveis de provocar reacções alérgicas quando entram em contacto com os tecidos vitais.
- Não irritante para os tecidos periapicais, eficaz como fungicida e germicida
- Ativo na presença de derivados de proteínas do sangue, do soro e dos tecidos.
- Tensão superficial mínima, sem manchas nos dentes e sem impactos negativos nas caraterísticas físicas da dentina exposta.
- Simples de utilizar.
- Barato.
- Ação lubrificante.

CAPÍTULO 02 : CLASSIFICAÇÃO

NECESSIDADE DE CLASSIFICAÇÃO

Tem sido efectuada uma extensa investigação para explorar a diversidade de ervas que podem ser utilizadas como irrigantes endodônticos. No entanto, tanto quanto é do conhecimento dos autores, não existe uma classificação específica que as distribua por diferentes grupos. Uma classificação sistemática será útil para os estudantes compreenderem e recordarem as propriedades dos irrigantes à base de plantas. Pode dar uma visão detalhada da diversidade dos irrigantes endodônticos à base de plantas e pode também ajudar a compreender as propriedades, semelhanças e dissemelhanças entre os diferentes irrigantes. Ajudará os investigadores a selecionar os irrigantes à base de plantas para a realização de um estudo. A classificação também será benéfica para os clínicos ou profissionais, uma vez que podem facilmente separar irrigantes específicos consoante as suas necessidades na prática clínica.

Com base na composição

(Kandaswamy e Venkatesh babu, 2010)

Produtos químicos - hipoclorito de sódio, clorexidina, EDTA, etc.

Natural-Neem, triphala, óleo da árvore do chá, alho, limão, aloé vera, etc.

Agentes químicos

Dissolução de tecidos:

Hipoclorito de sódio

Dióxido de cloro

Antibacteriano:

Clorexidina

Diamino Fluoreto de Prata (SDF)

Triclosan e Gantrez

Peróxido de hidrogénio

Soluções electroquimicamente activadas (ECA)

Água ozonizada

Iodeto de potássio de iodo (IPI)

Quelantes:

Ácido etilenodiaminotetracético (EDTA)

Ácido cítrico

Ácido maleico

Bifosfonato de hidroxietilideno ou etidronato (HEBP)

Quelante + Antibacteriano:

EDTAC

MTAD

Secagem:

Álcool

Agentes naturais

Extractos de ervas

Classificação de Kale e raut dos irrigantes à base de plantas (2021)

- Irrigantes de canais radiculares à base de plantas com propriedades antimicrobianas

  Por exemplo, extrato de folhas de Neem (Azadirachta Indica), Triphala, Própolis, Morinda Citrifolia, Aloé vera, Alho (Allium Sativum), Gengibre (Zingiber Officinale), Chá verde, etc.

- Irrigantes de canais radiculares à base de plantas com capacidade quelante

Por exemplo, extrato de folhas de Neem (Azadirachta Indica), extrato de Triphala, Morinda Citrifolia, alho (Allium Sativum), chá verde, óleo da árvore do chá (Melaleuca Alternifolia), Tulsi (Ocimum Sanctum), etc.

- **Irrigantes de canais radiculares à base de plantas com propriedades quelantes e antibacterianas**

Por exemplo, extrato de folha de Neem (Azadirachta Indica), Triphala, Morinda Citrifolia, Alho (Allium Sativum), Chá verde, Óleo da árvore do chá (Melaleuca Alternifolia), etc.

- **Irrigantes de canais radiculares à base de plantas com capacidade para dissolver o tecido pulpar**

Por exemplo, Sapindus Mukorossi, alho (Allium Sativum), fluido digestivo Nepenthes Khasiana.

CAPÍTULO 03 : AZADIRACHTA INDICA - NEEM

INTRODUÇÃO:

O Neem, também conhecido como Azadirachta Indica, é uma espécie de árvore da família do mogno. O Neem é uma árvore muito conhecida na Índia e a sua

Os países vizinhos consideram-na uma das plantas medicinais mais comuns, com múltiplas propriedades e um amplo espetro de atividade biológica.

Também é chamada de neem indiano, árvore Margosa ou árvore indiana

lilás. É uma árvore de folha perene que pode atingir 24 m de altura, com um caule resistente e de crescimento rápido. As folhas estão divididas em numerosos folíolos semelhantes a uma folha inteira, que são cachos auxiliares e 1,5 a

2 cm de comprimento. Tem frutos verdes ou amarelos com uma semente em cada um e pequenas flores brancas.

Esta árvore medicinal omnipresente na Índia é muito apreciada. A Academia Nacional de Ciências dos EUA intitulou o neem como "uma árvore para resolver problemas globais", uma vez que produz numerosas actividades biológicas.

O Neem contém os constituintes activos nimbinato de sódio, salanina, gedunina, nimbina, azadiractina, nimbidol, quercetina e nimbidina. As folhas de Neem contêm hidratos de carbono, fibras, pelo menos 10 proteínas de aminoácidos, cálcio, carotenóides e flúor.

As propriedades biológicas e as acções farmacológicas do neem são conhecidas e estão bem estabelecidas, com extractos produzidos a partir de diferentes partes da árvore do neem. Os extractos podem ser obtidos a partir das suas folhas, flores, casca, raízes, sementes e óleo.

O neem tem várias propriedades biológicas comuns: é antiviral,

antifúngica, antimicrobiana e antibacteriana. É também conhecida pelas suas actividades antipirética, anti-inflamatória, antitumoral, analgésica, anti-helmíntica, anti-cariogénica e anti-oxidante.

Em medicina dentária, a A. indica foi investigada e sugerida para utilização como alternativa à clorexidina em casos de doenças periodontais devido ao seu potencial antimicrobiano contra microrganismos orais.

A literatura tem demonstrado que o extrato de nim pode ser utilizado como irrigante endodôntico devido aos seus efeitos antimicrobianos e terapêuticos contra os microrganismos do canal radicular. O fator mais importante que favorece a sua aplicação clínica e o seu uso como irrigante endodôntico é a biocompatibilidade com os fibroblastos do ligamento periodontal humano e, dessa forma, não é provável que cause aos pacientes as graves lesões que podem ocorrer com os acidentes com NaOCl.

COMPONENTES ACTIVOS:

Cerca de 140 compostos biologicamente activos que exibem propriedades imunomoduladoras, anti-inflamatórias, antifúngicas, antibacterianas, antivirais, antioxidantes, antimutagénicas ou anticarcinogénicas foram isolados desta planta. As suas propriedades antimicrobianas devem-se à presença de alcalóides, tetranortriterpenóides, glicosídeos, saponinas, flavonóides, esteróides, antraquinona, ácido tânico e constituintes activos como a nimbidina e o trissulfureto cíclico.

UTILIZAÇÕES:

- É muito utilizado na medicina ayurvédica.
- O creme de Neem é prescrito para doenças de pele.
- Irrigação do canal radicular.
- O extrato de folha de Neem também é utilizado para tratar a placa dentária e a gengivite.
- Como antioxidante, antiviral, antifúngico e antibacteriano.

COMO IRRIGANTE:

O grupo isoprenóide (nimbina, nimbinina, nimbidinina, nimbolida e ácido nimbídico) do neem tem uma vasta gama de efeitos terapêuticos e antimicrobianos, sugerindo o seu potencial como irrigante endodôntico.

O Neem é um excelente antioxidante com uma biocompatibilidade muito elevada, pelo que não existe qualquer risco de toxicidade para os tecidos.

a) Remoção da camada de esfregaço:

O extrato de Neem pode ser considerado como um irrigante eficaz na remoção da smear layer no terço apical do canal radicular (Lui JN et al).

Também contribui para a inibição do glucano e de alguns outros factores de virulência,

que promove a formação de placa bacteriana e de smear layer.

Wolinsky et al confirmaram os efeitos inibidores do extrato aquoso de nim sobre a agregação bacteriana, o crescimento, a adesão à hidroxiapatite e a produção de glucano insolúvel, que reduz a formação da camada de esfregaço.

A eficácia da remoção da camada de esfregaço é atribuída à presença de compostos biologicamente activos, tais como metabolitos ácidos, flavonóides, isoprenóides, alcalóides, glicosídeos, esteróides e taninos.

Bhargava et al e Kumar et al compararam os extractos de folhas de neem com outros irrigantes à base de plantas, como Triphala, amla e tulsi, e concluíram que o extrato de folhas de neem é mais eficaz na remoção da camada de esfregaço.

b) Propriedades antimicrobianas:

O extrato da folha tem tetranortriterpenos que possuem propriedades antibacterianas que inibem a síntese da membrana celular. O Neem constitui vários compostos, como a nimbina, a nimbidina e a nimbolida, que têm uma atividade anti-aderência, alterando a adesão bacteriana e a capacidade de colonização do microrganismo.

Além disso, a atividade antibacteriana é atribuída à presença de adstringentes e sais como o cálcio, o cloreto, o enxofre e o flúor. O neem contém esteróis, óleos, resinas, sílica, flavonóides, goma e alcalóides. O cálcio presente na neem actua como um agente abrasivo e é responsável pelo polimento dos dentes. A propriedade analgésica deve-se aos taninos presentes como adstringentes.

Antibacteriano contra Pseudomonas aeruginosa, Staphylococcus pyogenes, Escherichia coli, Klebsiella aerugenes, Proteus, Streptococcus mutans, espécies de Lactobacillus, Streptococcus faecalis, Streptococcus sanguis, C. albicans e E. faecalis. A sua atividade anti-aderência, alterando a adesão bacteriana e a capacidade de colonização do organismo, resultou na redução máxima da aderência de E. faecalis à dentina.

Lakshmi et al concluíram que tanto o extrato aquoso como o extrato etanólico de neem apresentam uma melhor propriedade antimicrobiana que inibe a E. faecalis na falha do canal radicular e é uma melhor alternativa ao NaOCl.

Um estudo de Prashanth et al concluiu que a atividade antibacteriana máxima do extrato de neem era de 50% contra Streptococcus mutans.

Outro estudo realizado por Rajasekaran et al. demonstrou a comparação da atividade antimicrobiana dos extractos de neem (solventes aquosos e orgânicos), mostrando que os extractos orgânicos eram mais eficazes do que o extrato aquoso.

Maragathavalli et al. concluíram que tanto o extrato etanólico como o metanólico de nim apresentaram uma melhor eficácia antimicrobiana contra E. faecalis, Escherichia coli e Streptococcus aureus.

O estudo in vitro efectuado por Babaji et al. avaliou e encontrou uma zona inibitória contra E. faecalis por Morinda citrifolia, A. indica e Aloe vera devido ao seu efeito antibacteriano e concluiu que estes poderiam ser utilizados como irrigantes dos canais radiculares.

ANTIBACTERIANO ACTIVO CONTRA	Pseudomonas aeruginosa, Staphylococcus pyogenes, Escherichia

	coli, Klebsiella aerugenes , organismos Proteus, Streptococcus mutans, espécies de Lactobacillus, Streptococcus faecalis, Streptococcus sanguis, C. albicans e E. faecalis

CONCISO:

O Neem, cientificamente conhecido como Azadirachta Indica, destaca-se como uma potência medicinal, venerada em toda a Índia e regiões vizinhas pelas suas inúmeras actividades biológicas. Com um rico conjunto de componentes activos como a nimbidina e os tetranortriterpenos, oferece benefícios terapêuticos versáteis, o que lhe valeu o título de "árvore para resolver problemas globais" pela Academia Nacional de Ciências dos EUA.

Utilizado extensivamente em medicamentos ayurvédicos e aplicações dermatológicas, o papel do neem estende-se à medicina dentária, onde surge como uma alternativa promissora para a irrigação dos canais radiculares. As suas notáveis propriedades antimicrobianas, aliadas a uma excelente biocompatibilidade, posicionam-no favoravelmente nos cuidados dentários.

O extrato de Neem elimina eficazmente a smear layer dos canais radiculares, inibindo a agregação e a adesão bacteriana. Além disso, a sua atividade antibacteriana contra um espetro de agentes patogénicos, incluindo Streptococcus mutans e Escherichia coli, sublinha o seu potencial como irrigante dos canais radiculares.

Em conclusão, o perfil terapêutico multifacetado do neem, que vai desde as propriedades antimicrobianas às anti-inflamatórias, torna-o um trunfo valioso na prática dentária, oferecendo soluções eficazes e seguras para vários problemas de saúde oral

As propriedades antimicrobianas e anti-inflamatórias do Neem tornam-no um adjuvante valioso na terapia endodôntica. A sua eficácia como irrigante e medicamento intracanal foi demonstrada em vários estudos, apresentando resultados promissores na redução da carga bacteriana e da inflamação no sistema de canais radiculares. A incorporação do neem nos protocolos endodônticos pode melhorar os resultados do tratamento e contribuir para a melhoria dos cuidados do paciente.

CAPÍTULO 04:

MORINDA CITRIFOLIA

INTRODUÇÃO:

A Morinda citrifolia (Rubiaceae), vulgarmente conhecida como noni, é distribuída pelas regiões tropicais e subtropicais do mundo, como a Polinésia Francesa e o Havai. Foi utilizada para tratar diversos sintomas nestas regiões e os seus diferentes efeitos fisiológicos suscitam grande interesse.

Estes efeitos incluem potenciais efeitos anti-hipertensivos, hipoglicémicos e anti-demência. Além disso, o noni era tradicionalmente utilizado para aliviar sintomas alérgicos como a bronquite, a asma e o prurido.

M. A M. citrifolia tem uma vasta gama de efeitos terapêuticos, incluindo efeitos antibacterianos, antivirais, antifúngicos, antitumorais, anti-helmínticos, analgésicos, hipotensivos, anti-inflamatórios e de reforço do sistema imunitário.

O efeito antibacteriano do sumo de M.Citrifolia é atribuído principalmente aos compostos L-asperuloside e alizarina. A utilização do sumo de M.CITRIFOLIA como irrigante endodôntico pode ser vantajosa devido à sua natureza biocompatível, antioxidante e não tóxica. A Morinda citrifolia também apresenta qualidades antidiabéticas e antioxidantes.

O noni, um ingrediente dietético único, foi oficialmente reconhecido pela Comissão Europeia. Desde 2003, a comercialização do noni, nomeadamente sob a forma de uma bebida de bem-estar, foi sancionada. O estudo efectuado por Glang et al. examinou os efeitos da M.Citrifolia na saúde periodontal e encontrou uma melhoria significativa nos resultados periodontais associados à sua utilização.

Um aspeto essencial do Noni reside nos seus iridóides, uma classe distinta de compostos. Os iridóides têm merecido atenção devido aos seus efeitos multifacetados, incluindo acções antinociceptivas (alívio da dor) e anti-inflamatórias.

Além disso, os iridóides exibem propriedades antibacterianas potentes, que contribuem para inibir o crescimento bacteriano e, portanto, têm o potencial de impactar a progressão da doença. Os níveis dos biomarcadores inflamatórios TNF-α, IL-α e IL-β apresentaram uma redução significativa quando utilizados como colutórios.

COMPONENTES ACTIVOS E UTILIZAÇÕES:

Com base nos registos existentes no Museu Bishop, Handy, Pukui e Livermore (1934) afirmaram que "o sumo do fruto maduro fervido é utilizado como remédio para a diabetes e, fermentado, como tónico para problemas cardíacos e tensão arterial elevada".

Outra utilização foi relatada por M.Citrifolia Clatchey (2002) que indicou que a folha era mantida brevemente sobre o fogo para libertar o conteúdo dentro das membranas antes de ser utilizada como cataplasma sobre feridas. Parece que o fruto verde não maduro era utilizado principalmente para remédios externos, especificamente para feridas na boca, gengivite, dores de dentes e abcessos.

As entrevistas com curandeiros havaianos não apoiam a utilização do fruto maduro para qualquer problema de saúde. De facto, Etkin e M.Citrifolia Millen referiram que os havaianos utilizavam poucos medicamentos internos, para além de catárticos e eméticos, antes de meados do século XIX (Etkin e M.Citrifolia Millen, 2003).

As utilizações mais recentes do noni em condições médicas parecem ter seguido a investigação e as publicações de um cientista da Dole, Ralph M. Heinicke (M.Citrifolia Clatchey, 2002; Heinicke, 1985, 2001; Wang et al., 2002). Recebeu uma patente na qual afirmava que a xeronina podia ser utilizada para "curas completas de toxicodependentes graves sem sintomas de abstinência" (Heinicke, 1985).

Embora não seja baseado em evidências, ele também sugeriu que o noni poderia ser usado para "artrite, aterosclerose, problemas nos vasos sanguíneos, dependência de drogas, úlceras gástricas, pressão alta, lesões, cólicas menstruais, depressão mental, má digestão, alívio da dor, senilidade, entorses e muitos outros" (Heinicke, 1985).

Heinicke propôs que a substância ativa do noni era semelhante ao ingrediente desconhecido da bromelaína (enzima do ananás) a que chamou "xeronina". Sugeriu que o precursor era a proxeronina, que só era ativa se fosse tomada com o estômago vazio.

Esta foi a origem do método popular na literatura leiga de consumir noni com o estômago vazio para que seja "eficaz". No entanto, nunca foi fornecida qualquer estrutura química. Desde então, vários investigadores relataram a existência de vários constituintes químicos no sumo de noni, e o processo de decifração dos componentes bioactivos do fruto de noni continua.

COMO IRRIGANTE ENDODÔNTICO:

A utilização do sumo de M.Citrifolia como irrigante endodôntico pode ser vantajosa devido à sua natureza biocompatível, antioxidante e não tóxica. O sumo de M.Citrifolia tem sido relativamente novo na endodontia e recomendado como alternativa ao NaOCl devido à sua capacidade quelante para remover a camada de esfregaço e actividades antimicrobianas, especialmente contra bactérias anaeróbias como E. faecalis e C. albicans. Murray et al. investigaram a eficácia antimicrobiana do sumo de M.Citrifolia contra E. faecalis e descobriram que a sua CIM era de 6%.

a) Remoção da camada de esfregaço:

Antraquinonas, Lignanas, Flavonóides, Alizarina, Acubina, Lasperulosídeo, Ácido Ursólico, Proxeronina . Os flavonóides e o ácido ursólico actuam como agentes quelantes, removendo assim eficazmente a camada de esfregaço das paredes dentinárias.

Num estudo in vitro realizado por Saghiri M et al., concluiu-se que o extrato de M.citrifolia a 6% seguido de irrigação final com EDTA foi eficaz na remoção da camada de esfregaço e o crescimento microbiano também foi inibido.

b) Efeito antibacteriano:

As substâncias químicas antraquinona aucubina, L-asperulosídeo, alizarina, escopoletina e algumas outras são as que conferem à morinda citrifolia as suas propriedades antibacterianas.

Antibacteriano contra Pseudomonas aeruginosa, Staphylococcus pyogenes, Escherichia coli, Klebsiella aerugenes, organismos Proteus, Streptococcus mutans, espécies de Lactobacillus, Streptococcus faecalis, Streptococcus sanguis, C. albicans e E. faecalis.

Antraquinona, lignanas, flavinóides que são responsáveis pela sua propriedades para atuar contra P.aeruginosa, S.aureus, E.coli, E.faecalis e Shigella. Actua através da desmineralização da pectina, das enzimas pectinase e hemicelulase que provocam a destruição selectiva do polímero da parede celular.

Num estudo in vitro realizado por Saghiri M et al., concluiu-se que o extrato de M.citrifolia a 6% seguido de irrigação final com EDTA foi eficaz na remoção da camada de esfregaço e o crescimento microbiano também foi inibido.

Outro estudo realizado por Prabhakar AR et al. comparou a eficácia da M.citrifolia e da CHX e concluiu que a M.citrifolia tinha uma atividade antibacteriana significativa, mas quando foi comparada com a CHX a 0,2% a atividade da M.citrifolia diminuiu.

Têm de ser realizados mais estudos in vivo para comprovar a sua eficácia, que tem a capacidade de promover a fixação de células estaminais dentárias e promover a endodontia regenerativa.

ANTIBACTERIANO ACTIVO CONTRA	Pseudomonas aeruginosa, Staphylococcus pyogenes, Escherichia coli, Klebsiella aerugenes, organismos Proteus, Streptococcus mutans, espécies de Lactobacillus, Streptococcus sanguis, C. albicans e E. faecalis.

CONCISO:

Em conclusão, a Morinda citrifolia, ou noni, apresenta uma fascinante avenida para exploração no campo da endodontia, devido às suas ricas propriedades farmacológicas e usos históricos na medicina tradicional. Com a sua distribuição em regiões tropicais e subtropicais em todo o mundo, o noni tem atraído a atenção pelos seus diversos efeitos fisiológicos, incluindo qualidades antibacterianas, anti-inflamatórias e antioxidantes. Estudos têm destacado o seu potencial como um irrigante endodôntico eficaz, demonstrando a sua capacidade de remover camadas de smear layer, inibir o crescimento microbiano e promover a regeneração dos tecidos.

Os componentes activos do noni, como as antraquinonas, os lignanos e os flavonóides, contribuem para as suas propriedades antibacterianas, tornando-o eficaz contra vários agentes patogénicos normalmente encontrados nas infecções endodônticas. Embora a investigação tenha demonstrado resultados promissores, são necessários mais estudos in vivo para validar a sua eficácia e otimizar a sua utilização em contextos clínicos.

O reconhecimento do noni como ingrediente dietético pela Comissão Europeia sublinha a sua crescente aceitação e potencial integração nas práticas de cuidados de saúde correntes. No entanto, é essencial continuar a decifrar os seus componentes bioactivos e mecanismos de ação para desbloquear todo o seu potencial terapêutico em endodontia.

Em resumo, a Morinda citrifolia é promissora como uma alternativa natural e biocompatível na terapia endodôntica, oferecendo uma abordagem sustentável para melhorar os resultados do tratamento e promover a saúde oral. A investigação contínua e a exploração clínica irão elucidar melhor o seu papel na prática dentária moderna e preparar o caminho para a sua adoção generalizada como um adjuvante valioso nos cuidados endodônticos.

CAPÍTULO 05: TRIPHALA

INTRODUÇÃO:

O Triphala é utilizado na medicina ayurvédica (indiana) há cerca de 2 000 anos. É constituído pelo pó desidratado e conservado de três frutos distintos, daí os nomes tri, que significa três, e phala, que significa fruto.

Triphala é um composto védico constituído por porções equilibradas de três frutos adstringentes secos: Amalaki (Emblica officinalis), Bibhitaki (Terminalia bellirica) e Haritaki (Terminalia bellirica) comidos sem sementes (Terminalia chebula).

Triphala é uma mistura composta por partes iguais de três frutos tropicais mencionados acima, todos eles com a eficácia de reduzir a dor,
inflamação e reverter o envelhecimento.

O ácido tânico é o componente mais importante. As dores de cabeça, a obstipação e as doenças do fígado têm sido tratadas com este componente na medicina tradicional indiana. De acordo com uma investigação preliminar, o ácido tânico presente na triphala tem um impacto antibacteriano numa grande variedade de bactérias.

As vantagens do triphala incluem a facilidade de utilização, a economia, a substantividade, a boa biocompatibilidade e o efeito germicida. Muitas das caraterísticas biológicas da triphala podem ser a razão do seu papel vital como antioxidante.

O ácido tânico é o componente mais abundante no fruto maduro das três mirobálanas acima mencionadas. A triphala tem efeitos nutritivos e de limpeza do sangue e do fígado. A sua eficácia como laxante lubrificante é limitada devido à presença de antroquinonas. Este hidrocarboneto aromático policíclico ajuda o fluxo biliar e o movimento do peristaltismo.

Tem um elevado valor nutritivo porque contém vitamina C e óleo linoleico. Os purgativos e os laxantes demulcentes são procurados por pessoas que sofrem de irregularidades intestinais resultantes de congestão do fígado e da vesícula biliar.

Com exceção da obstipação induzida por uma falta de energia vital, Triphala é eficaz para todos os tipos de obstipação. A fitoterapia é essencialmente uma questão de perspetiva, com uma abordagem centrada na tonificação e a outra na remoção.

No entanto, dar demasiada importância à tonificação tem um inconveniente: em casos extremos, pode levar a uma maior estagnação e congestão. Indicar a expulsão através do abuso de laxantes é, nessa altura, insuficiente porque esgota os minerais e as vitaminas vitais do organismo, além de provocar um desequilíbrio das bactérias intestinais boas, resultando em fraqueza por fadiga constante e redução das hemácias.

COMPONENTES ACTIVOS:

Os efeitos farmacológicos da triphala devem-se à sua formulação com taninos, quinonas, flavonas, flavonóides e flavonóis, ácido gálico e vitamina C.

UTILIZAÇÕES:

É muito utilizado na medicina ayurvédica.

- O creme é prescrito para doenças de pele.

-Irrigação por canal radicular .

- É também utilizado para tratar a placa dentária e a gengivite.

-Como agente antioxidante, antiviral, antifúngico e antibacteriano.

COMO IRRIGANTE ENDODÔNTICO:

Os microrganismos presentes na cavidade oral são os principais causadores de infecções endodônticas, que são sobretudo agentes patogénicos que podem penetrar oportunamente no tecido pulpar necrótico no interior do canal radicular e iniciar infecções. Quando um canal radicular é infetado de forma crónica, a contagem agregada de bactérias anaeróbias facultativas aumenta.

A espécie mais persistente num canal radicular não cicatrizado é o Enterococcus faecalis, que é um anaeróbio facultativo gram-positivo. A comunidade microbiana que contém a rizosfera é facilmente desalojada com hipoclorito de sódio (NaOCl), mas tem certas limitações.

Foi demonstrado que o Triphala tem atividade antibacteriana contra biofilmes após três e seis semanas. As alternativas à base de plantas ao hipoclorito de sódio como irrigantes dos canais radiculares prevaleceram sobre as numerosas qualidades negativas do hipoclorito de sódio.

O Triphala é uma escolha segura para os irrigantes de canais radiculares frequentemente utilizados, porque é composto por substâncias químicas que têm efeitos fisiológicos corretos, bem como qualidades anti-oxidantes e anti-inflamatórias.

Na sua revisão sistemática, Kavalipurapu Venkata Teja et al. descobriram que a triphala, o polifenol do chá verde e a Morinda citrifolia foram utilizados em quatro investigações. O triphala foi determinado como o agente antibacteriano mais potente entre os nove agentes herbais estudados no estudo Evidence-Based Complementary and Alternative Medicine, seguido do polifenol do chá verde e da Morinda citrifolia.

Ao comparar o triphala com o hipoclorito de sódio num estudo realizado por V P Reshma Raj et al., o ensaio com azul de Alamar não revelou caraterísticas citotóxicas contra as células de fibroblastos murinos L929.

Na sua revisão, Ummey Salma et al. descobriram que o Triphala tinha uma ação antibacteriana substancial contra infecções intestinais, bem como uma atividade inibidora significativa do biofilme. Isto deve-se à presença de ácido tânico, que é o seu principal componente.

Em comparação com o irrigante típico dos canais radiculares, o Triphala tem o benefício extra de ser um agente antioxidante e anti-inflamatório, o que o torna uma boa alternativa sem efeitos adversos como os do NaOCl.

a)ACÇÃO ANTIBACTERIANA

Embora o Enteroccocus fecalis seja uma parte menor da flora microbiana em canais infectados, é uma bactéria tenaz que tem um papel significativo na patogénese das lesões apicais após a terapia do canal radicular. Pode viver no canal radicular como uma bactéria planctónica ou como um biofilme, e é tipicamente descoberto principalmente em casos de tratamento de canal falhado.

A E. fecalis pode resistir a ambientes extremos devido à formação de biofilme e às caraterísticas físico-químicas do organismo, que lhe permitem adaptar-se a condições ambientais e nutricionais variáveis.

O biofilme protege as bactérias contra a fagocitose, os anticorpos e os agentes antimicrobianos, o que as torna muito mais resistentes. Este facto pode estar relacionado com a barreira protetora da matriz extracelular.

Após 6 semanas, o biofilme maduro apresenta sintomas de mineralização. Devido ao elevado teor de ácido cítrico dos frutos, a triphala é um agente quelante eficaz e tem-se mostrado promissora na remoção da camada de esfregaço.

O ácido tânico, o principal componente do Triphala, demonstrou em várias pesquisas ter propriedades como controlar o crescimento de bactérias e matar as bactérias, principalmente contra bactérias gram-positivas e gram-negativas. O seu método de ação consiste em desativar as adesinas microbianas, as proteínas de transporte do envelope celular e as enzimas.

As quinonas são compostos altamente reactivos. A vitamina K é uma naftoquinona com propriedades antitrombóticas. Produzem radicais livres e formam complexos proteicos irreversíveis, resultando em perda. Afectam a parede celular devorando os substratos.

Os flavonóides são antimicrobianos que exercem uma ação antimicrobiana ao interagirem com as paredes celulares e as proteínas das bactérias. As membranas microbianas são rompidas por flavonóides lipofílicos.

Quando testados in vitro, tiveram a capacidade de erradicar Vibrio cholerae, Shigella sonnei e Streptococcus mutans. Ajudam a reduzir a incidência de cáries nas fissuras.

O ácido gálico encontra-se em todos os componentes da Triphala. Ajuda a proteger as células do fígado e actua como um antioxidante e inibe a proliferação de células cancerígenas.

Os bioflavonóides e a vitamina C ajudam a acelerar o papel significativo do produto natural Triphala no processo de cura do tratamento do canal radicular. A concentração de vitamina C é abundante no sumo de fruta E.officinalis e fornece 45-70% das propriedades antioxidantes da triphala.

A trifala aumenta a atividade dos neutrófilos em situações de stress, evita o aumento dos níveis de IL-4 e corrige os baixos níveis de IL-2 e de interferão. Os extractos de trifala ajudam a eliminar os radicais livres que são responsáveis pela produção de espécies reactivas de oxigénio através da ativação dos macrófagos. Tem o potencial de ser um imunoestimulante e um substituto dos imunomoduladores alopáticos.

Outro componente que inibe o fator de crescimento endotelial vascular (VEGF) através da inibição da fosforilação do recetor-2 do VEGF é o ácido chebulínico. Uma vez que esta substância é benigna e pouco dispendiosa, pode ser utilizados em situações em que é necessária a supressão do VEGF.

O extrato da planta T. chebula ajuda a prevenir o crescimento da placa dentária. Inibe a adesão induzida pela sacarose e a agregação induzida pelo glucano, que contribuem para a colonização microbiana na superfície dos dentes. Isto evita a acumulação de ácidos na superfície do dente, bem como a desmineralização de substâncias inorgânicas como o esmalte e a dentina.

O Lactobacillus e o Streptococcus mutans promovem a placa dentária, o desenvolvimento microbiano e a inflamação gengival, que podem ser controlados pela triphala. A triphala tem um efeito comparável ao do colutório de clorexidina na placa bacteriana.

A atividade antibacteriana é atribuída a químicos fenólicos e taninos presentes em formulações ayurvédicas como Triphala Mashire. A atividade é semelhante à do triphala na medida em que inibe a produção de bactérias gram-positivas e gram-negativas de uma forma dependente da dose.

O triphala e os seus constituintes têm caraterísticas antimicrobianas que são eficazes contra uma vasta gama de germes. Foi demonstrado que os doentes seropositivos têm Staphylococcus aureus, pseudomonas aeruginosa e Klebsiella pneumoniae, contra os quais o Triphala é ativo.

O Triphala e os seus componentes tinham atividade antibacteriana contra bactérias gram positivas e gram negativas, o que implica que os fitoquímicos activos podem atravessar ambas as paredes celulares bacterianas. O extrato liquefeito é ativo contra P.vulgaris, S.Aureus, S.epidermidis, B.subtilis S.typhimurium, e tem um impacto erradicador contra E.coli e E.aerogens.

Staphylococcus aureus, E. coli, Pseudomonas aeruginosa, Staphylococcus epidermidis, Salmonella typhii e Enterobacter aerogenes são todos susceptíveis à triphala. A Salmonella typhimurium é um tipo de Salmonella.

Triphala suprime o crescimento de Enterococci, um tipo de bactéria que pode causar bacteremia nosocomial, infecções do sítio cirúrgico e ITUs. Triphala tinha uma ampla zona inibitória contra Enterococci.

A terapia endodôntica é bem sucedida quando o canal é desinfectado e modelado com uma mistura de instrumentação quimio-mecânica. Os irrigantes para canais radiculares ajudam a desinfetar os sistemas de canais que são inacessíveis ao pré-tratamento biomecânico

As vantagens do triphala incluem a facilidade de utilização, a economia, a substantividade, a toxicidade mínima e a ausência de resistência microbiana. Possui propriedades anti-cariogénicas e termogénicas, bem como a
capacidade de atuar como probiótico.

A atividade antimicrobiana da triphala foi demonstrada neste trabalho medindo a zona de inibição contra E. faecalis, tal como Shakouie et al. tinham demonstrado anteriormente.

Há necessidade de uma medida de desinfeção alternativa devido ao aumento contínuo de bactérias resistentes aos antibióticos e aos efeitos negativos induzidos pelos medicamentos sintéticos.

A ação antibacteriana da triphala como irrigante demonstrou ser comparável à do NaOCl, de acordo com Divia et al. Numa investigação realizada por Paridhi Garg, a Triphala teve um desempenho tão bom como o NaOCl.

Os extractos de triphala serão o irrigante de eleição em endodontia, segundo Divya Saxena et al.
vantagens em relação ao NaOCl. O Triphala mostrou uma maior eficácia na diminuição microbiana no canal radicular, de acordo com Divya S et al.

Karan Bhargava et al Verificou-se que o Triphala é mais eficaz contra as bactérias endodônticas. Este facto deve-se à sua formulação, que contém quantidades iguais de três plantas ayurvédicas diferentes.

Além disso, diversos compostos podem ajudar a aumentar a eficácia de produtos químicos activos e ajudar num impacto aditivo. Quando comparado com 0,5 e 1 por cento de NaOCl, o triphala foi mais eficaz em culturas de E. faecalis, indicando uma atividade antibacteriana mais forte.

ANTIBACTERIANO ACTIVO CONTRA	V.Cholerae, S.Sonnei, S.Mutans, P.Vulgaris, S.Aureus, S.Epidermidis, B.Subtilis, S.Typhimurium, S.Aureus, P.Aeruginosa, K.Pneumoniae, E.Coli, E.Aerogens, S.Epidermidis, S.Typhii, E.Faecalis.

b)REMOÇÃO DA CAMADA DE PELÍCULAS

O Triphala mostrou uma melhor remoção da smear layer com erosão substancial nos terços apicais, com base nos resultados. A smear layer contém detritos dentários que se estendem alguns micrómetros para dentro dos túbulos dentinários e tem uma espessura total de 2-5 micrómetros.

Os tampões de esfregaço podem ocorrer como resultado do processo de preparação do canal, que força os componentes do esfregaço para dentro dos túbulos dentinários a diferentes distâncias. Descobriu-se que a camada de esfregaço superficial e o material da camada de esfregaço que estava compactado nos túbulos dentinários a uma profundidade de até 40 μm eram dois componentes separados da camada de esfregaço.

Devido à ação capilar Quando os agentes activos de superfície foram utilizados no interior, o esfregaço foi empurrado até uma profundidade de 110 μm como resultado das pressões de adesão entre os túbulos dentinários e o esfregaço, bem como da ação capilar.

Foram propostos vários métodos para a remoção de manchas intrarradiculares. Várias substâncias artificiais têm sido utilizadas como irrigantes dos canais radiculares devido à sua eficácia na remoção da camada de smear layer e na desinfeção dos dentes, mas também apresentam desvantagens como a toxicidade e o potencial alérgico.

Na sua investigação, Abraham Susan et al referiram que o Triphala foi muito bem sucedido e quase tão eficaz na remoção da camada de esfregaço. Devido ao elevado teor de ácido cítrico dos frutos, é um excelente agente quelante e, por isso, é promissor na remoção da camada de esfregaço.

Nos terços coronal e médio da raiz, o triphala foi tão eficaz quanto o hipoclorito de sódio na remoção de smear layers, enquanto o hipoclorito de sódio foi melhor na remoção de smear layers no terço apical.

Efeito na microdureza da dentina radicular A microdureza, permeabilidade, rugosidade, molhabilidade e outras caraterísticas físico-químicas da dentina do canal radicular humano podem ser influenciadas pelas soluções de irrigação.

O teste de microdureza revela a perda de estruturas inorgânicas no dente. A quantidade de hidroxiapatite na substância intertubular e o grau de conteúdo mineral ajudam a determinar as propriedades de dureza intrínsecas da estrutura da dentina.

Como resultado, uma diminuição da microdureza da dentina leva a um aumento da incidência de formação de fissuras e fracturas dentárias. A diminuição da dureza da dentina radicular pode ser devida a uma diminuição da rigidez da matriz dentinária intertubular produzida pela distribuição heterogénea da fase mineral na matriz de colagénio.

Para além disso, a concentração de NaOCL utilizada determina a microdureza da dentina radicular. O módulo de elasticidade e a resistência à flexão são inversamente proporcionais à concentração de NaOCL.

Devido às suas propriedades quelantes, o EDTA tem um potencial de amolecimento negativo na dentina calcificada. A diminuição da microdureza da dentina foi antecipada, uma vez que os receptores catiónicos completos da dentina radicular estão saturados com iões de cálcio.

Os resultados dos testes de microdureza após a irrigação do canal radicular produziram valores de 5 por cento de NaOCL e 17 por cento de EDTA nesta investigação foram consistentes com os dados existentes, que mostraram uma redução nos valores de microdureza após o tratamento.

Quando comparado com NaOCL a 5% e EDTA a 17%, o Triphala mostrou uma degradação reduzida na microdureza da dentina radicular num estudo realizado por Vaishnavi Elika et al.

Quando a trifala foi utilizada como irrigante, Mahsa et al. verificaram que não houve uma redução drástica na microdureza da dentina do canal radicular. O ácido cítrico nos frutos de triphala, que actua como um agente quelante ligeiro, pode ser a causa mais provável deste efeito.

CONCISO:

Em conclusão, o Triphala, uma formulação tradicional ayurvédica composta por três frutos, tem um potencial significativo como irrigante endodôntico. A sua composição rica, incluindo taninos, quinonas, flavonóides e vitamina C, contribui para as suas propriedades antibacterianas, quelantes e antioxidantes. O Triphala demonstrou eficácia na remoção de camadas de esfregaço e na inibição do crescimento microbiano, particularmente contra o Enterococcus faecalis, um agente patogénico persistente em infecções endodônticas.

Estudos demonstraram que o Triphala é comparável ao hipoclorito de sódio em termos de eficácia antibacteriana, com os benefícios adicionais de ser biocompatível e possuir propriedades anti-inflamatórias. Para além disso, o Triphala apresenta uma citotoxicidade mínima e verificou-se que melhora a microdureza da dentina radicular em comparação com os irrigantes convencionais como o NaOCl e o EDTA.

A sua ação multifacetada faz com que o Triphala seja uma alternativa promissora aos irrigantes sintéticos dos canais radiculares, oferecendo uma solução segura e eficaz para a desinfeção e remoção da camada de esfregaço. São necessárias mais investigações e ensaios clínicos para explorar plenamente o seu potencial e otimizar a sua integração na prática endodôntica. O Triphala é um exemplo convincente do aproveitamento da sabedoria tradicional para os cuidados dentários modernos, abrindo caminho para abordagens naturais e sustentáveis à terapia do canal radicular.

CAPÍTULO 06: PRÓPOLIS

INTRODUÇÃO:

O própolis é um dos produtos das abelhas que significa "guardião da cidade". Nalgumas referências, foi chamada de "penicilina russa". Sendo uma substância resinosa, a própolis é preparada pelas abelhas para selar as fendas, alisar as paredes e manter a humidade e a temperatura estáveis na colmeia.

A própolis é uma substância natural pegajosa que é recolhida pelas abelhas a partir da resina de flores, folhas de árvores e plantas e é obtida após mistura com a sua saliva. Os extractos de própolis são normalmente obtidos por imersão contínua em vários solventes, mas existem outros métodos, incluindo ultra-sons e micro-ondas.

A própolis é utilizada nas ciências médicas e dentárias com base na sua composição química e nas suas propriedades terapêuticas. Os seus componentes químicos são muito complexos e, até à data, foram conhecidos mais de 300 compostos.

Muitos estudos mostraram que os efeitos observados da própolis podem ser o resultado da ação sinérgica dos seus constituintes complexos. Além disso, as propriedades químicas da própolis estão relacionadas com a diversidade geográfica das fontes vegetais e das espécies de abelhas.

COMPONENTE ACTIVO

Alkaloids	• 12-Azabicyclo [9.2.2] pentadeca-1(14),11(15)-dien-13-one • Oreophilin • 3',4'-Dihydro-2'-(morpholin-4-yl)-5',7'-dinitrospiro[cyclopentane-1,3'-quinazoline]
Aromatic acid and their esters	• Benzoic acid • Hydroxybenzoicacid • Vanillicacid • *P*-Coumaricacid • Dibutylphthalate • Ferulicacid • Isoferulicacid • Caffeicacid • 2-(2',4'-Dichloro-phenoxy)phenylaceticacid
Fatty acids and their esters	• Palmitic acid • Margaric acid • Oleic acid • Stearic acid • 3-Hydroxy stearic acid • Eicosanoic acid • Behenic acid • Nephrosteranic acid • 2-Methoxycarbonyl-2-(cis-2'pentenyl)-3-methoxycarbonyl • Cethylcyclopentane
Flavonoids	• Osthole • Pinostrobinchalcone • 2',4',6'-Trihydroxy chalcone • 2-(1-(2-Methylcortonoyloxy)-1-methylethyl)-8-oxo-1, • 2-dihydrofurano[2,3-*H*]2*H*-chromen • 3-Methyl-but-2- enoicacid,2,2- dimethyl-8-oxo-3, • 4-dihydro-2*H*,8*H*- pyrano[3,2- g]chromen-3-yl ester
Terpenes	• 2*H*-Cyclopentacyclooctene,4,5,6,7,8,9-hexahydro-1,2,2, • 3-tetramethyl • Germanicol • Dimethyl-1,3,5,6-tetramethyl-[1,3-(13C2)] bicycle [5.5.0] • dodeca-1,3,5,6,8,10-hexaene-9,10-dicarboxylate • Spiro[benzo[a]cyclopenta[3,4]cyclobuta[1,2-c]cycloheptene- • 8(5*H*),2'-[1,3]dioxane], 6,7,7b,10a-tetrahydro-1 • 14- Methyl-cholest-7-en-3-ol-15-one • (3α,4α)- 4- Methyl- stigmast-22-en-3- ol

Solventes utilizados na extração da própolis

Devido à estrutura complexa da própolis, esta não pode ser utilizada diretamente e tem de ser extraída com a ajuda de um solvente adequado. Os solventes mais comuns utilizados para a extração são a água, o metanol, o etanol, o clorofórmio, o diclorometano, o éter e a acetona.

A maioria dos componentes da própolis são solúveis em água ou álcool. O solvente deve preservar os principais componentes da própolis e os seus efeitos (como os efeitos bactericidas), eliminando as partes ineficazes. Uma vez que a composição da própolis depende da área geográfica, é necessário selecionar cuidadosamente o solvente desejado.

Métodos de identificação dos componentes da própolis:

Existem diferentes técnicas para a separação e purificação dos componentes químicos da própolis; estes métodos incluem técnicas como a cromatografia líquida de alta eficiência (HPLC), a cromatografia em camada fina (TLC) e a cromatografia gasosa (GC), bem como técnicas de identificação como a espetroscopia de massa (MS), a ressonância magnética nuclear (NMR) e a cromatografia gasosa-espetrometria de massa (GC-MS).

A aplicação destes métodos levou à identificação de mais compostos da própolis, incluindo flavonóides, terpenos, fenóis, ésteres, açúcares, hidrocarbonetos e minerais.

Principais componentes da própolis

Como mencionado anteriormente, os principais componentes da própolis são: resina (50%-70%), óleo e cera (30%-50%), pólen (5%-10%) e outros compostos químicos, incluindo: aminoácidos, minerais, açúcares, vitaminas B, C e E, flavonóides, fenol, bem como compostos aromáticos que são discutidos abaixo.

Resina

A resina é uma seiva das árvores que muitas vezes sai dos ramos e troncos das

árvores na primavera. As abelhas recolhem as resinas vegetais na colmeia com algumas alterações, utilizam-nas como selante, polidor ou desinfetante e mumificador dos insectos mortos nas colmeias.

Cera

A cera é um material amarelado, macio e altamente absorvível, que é normalmente produzido pelas abelhas. As ceras contêm ésteres, ácidos, álcoois com elevado teor de gordura e, por vezes, hidrocarbonetos livres. A cera é uma substância estável e altamente resistente à humidade, mas não resiste ao calor e às pressões mecânicas.

Pólen de flores

O pólen das flores tem um enorme valor alimentar e contém mais de 96 nutrientes diferentes. A composição exacta do pólen recolhido pela abelha melífera depende da flor de onde é recolhido. O pólen das flores é rico em aminoácidos essenciais, vitaminas, sais minerais e hormonas.

Fenóis

Os fenóis são utilizados como anti-sépticos na medicina. A sua elevada acidez é uma das suas propriedades únicas. Os compostos fenólicos das ervas contêm flavonóides, ácidos fenólicos, taninos, estilbenos, curcuminóides, cumarinas e quininas. Estes compostos são responsáveis pelas propriedades antioxidantes, anti-carcinogénicas, anti-mutagénicas e anti-inflamatórias da própolis.

Os flavonóides estão entre os principais polifenóis da própolis. Os flavonóides são considerados como critério para avaliar a qualidade da própolis. De acordo com a estrutura química, os flavonóides são classificados em flavonas, flavonóis, flavanonas, flavanonóis, chalconas, dihidrochalconas, isoflavonas, isodihidroflavonas, flavanos, isoflavanos, neoflavonóides e glicosídeos flavonóides (compostos muito raros); a proporção destes tipos de substâncias varia e depende do local e da altura da recolha.

Com base em estudos, existem várias propriedades terapêuticas dos flavonóides, incluindo propriedades anti-inflamatórias, antivirais, antioxidantes, anticancerígenas, antibacterianas e antialérgicas. No entanto, há relatos de queilite alérgica de contacto causada por mel enriquecido com própolis.

Devido à sua capacidade de quelatar iões metálicos como o ferro e o cobre, inibem a produção de radicais livres. O efeito antibacteriano dos flavonóides ocorre através da inibição da síntese de ADN ou ARN nas bactérias e a sua atividade anti-inflamatória ocorre através da inibição da síntese de óxido nítrico, glicoxigenase, lipoxigenase, proteínas quinases e prostaglandina. Foi demonstrado que os flavonóides têm um efeito inibidor sobre o VIH e os vírus do herpes.

Terpenos

Todas as plantas produzem metabolitos primários e secundários que têm uma vasta gama de funções. Os metabolitos primários contêm aminoácidos, açúcares simples, ácidos nucleicos e lípidos, todos eles essenciais para o processo celular.

Os metabolitos secundários contêm compostos que são produzidos em resposta ao stress e incluem terpenos, alcalóides e compostos fenólicos. Entre estes, os terpenos têm o maior número e podem atuar como mensageiros secundários que afectam a expressão dos genes envolvidos nos mecanismos de defesa da planta. Os terpenos também têm efeitos anti-microbianos e antifúngicos (Candida albicans).

Os terpenos são responsáveis pelo odor resinoso caraterístico da própolis e desempenham um papel importante na distinção entre a própolis de qualidade superior e a própolis inferior ou falsa. Desempenham um papel importante nos efeitos farmacológicos da própolis, como as actividades antioxidante e antimicrobiana. Os monoterpenos acíclicos, monocíclicos e dicíclicos são isolados da própolis.

O carvacrol é um monoperpinoide que actua como um potente ativador dos canais iónicos TRPV3 (Transient Recetor Potential Subtype V3) e TRPA1 (Transient Recetor Potential Subtype A1). Estes canais são receptores de capsaicina que desempenham um papel fundamental como mediadores da dor inflamatória. O carvacrol também inibe a COX-2 e tem um efeito analgésico.

Hidrocarbonetos

Os hidrocarbonetos são os principais componentes da própolis. Nos últimos anos, foram identificados na própolis de diferentes regiões geográficas alcanos, alcenos, alcadinas, monoésteres, diésteres, ésteres aromáticos, ácidos gordos e esteróides.

Minerais

Investigações mostraram que elementos raros (como cálcio, magnésio, alumínio, carbono, ferro, manganês, níquel e zinco), bem como elementos tóxicos (mercúrio, carboneto e chumbo) foram encontrados por espetroscopia de emissão/absorção atómica em própolis recolhida de diferentes regiões.

Hidratos de carbono

A origem dos hidratos de carbono na própolis ainda não é conhecida. O néctar e o mel são fontes de glucose, frutose e sacarose. Além disso, as resinas contêm muitos açúcares, álcoois de açúcar e ácidos que são considerados como fontes potenciais de açúcar na própolis.

Vitaminas

De acordo com os estudos, as vitaminas E, C, B1, B2 e B6 foram identificadas na própolis. As vitaminas B1 (tiamina) e B2 (riboflavina) presentes na própolis são detectáveis por cromatografia líquida de alta eficiência (HPLC). A fonte destas duas vitaminas é o pólen das flores. De um modo geral, a maioria dos investigadores salientou que as vitaminas da própolis têm propriedades terapêuticas.

UTILIZAÇÕES:

-É muito utilizado na medicina ayurvédica.

-O creme é prescrito para doenças de pele.

-Irrigação por canal radicular .

-É também utilizado para tratar a placa dentária e a gengivite.

-Como antioxidante, antiviral, antifúngico e antibacteriano

COMO IRRIGANTE ENDODÔNTICO:

a) ACÇÃO ANTIBACTERIANA

A própolis é um irrigante adequado para a eliminação de Enterococcus faecalis e Candida albicans e pode ser utilizada como um irrigante alternativo do canal. Os efeitos antibacterianos da própolis têm sido atribuídos aos compostos químicos nela presentes, como a crisina, os compostos voláteis (ácido cumárico), o tropenóide e o ácido protocatecuico.

Geralmente, o hipoclorito de sódio é utilizado na irrigação dos canais; a comparação da própolis com essa solução mostrou que as propriedades antibacterianas da própolis e do hipoclorito de sódio são semelhantes. A comparação da própolis com a clorexidina também mostrou que a primeira não tem superioridade sobre a segunda na eliminação de bactérias, porém, o uso da própolis reduz significativamente o número de bactérias cultiváveis.

Os resultados de um estudo também indicaram que a própolis é eficaz contra a Candida albicans, e a sua eficácia é comparável à da clorexidina e do hipoclorito de sódio, mesmo na presença de uma camada de esfregaço.

ANTIBACTERIANO ACTIVO CONTRA	Enterococcus faecalis, Candida albicans, Pseudomonas aeruginosa, Staphylococcus pyogenes, Escherichia coli, Klebsiella aerugenes, organismos Proteus, Streptococcus mutans, espécies de Lactobacillus, Streptococcus sanguis

Como medicação intracanal

Embora o hidróxido de cálcio apresente algumas desvantagens, como o longo tempo para a sua eficácia e a incapacidade de remover todos os microrganismos, continua a ser considerado como uma medicação intracanal padrão em pesquisas. Adicionalmente, a incorporação do extrato etanólico de própolis na pasta de hidróxido de cálcio aumenta a sua atividade antibacteriana.

Foi demonstrado que a própolis tem resultados ligeiramente melhores do que o hidróxido de cálcio e que a sua atividade antimicrobiana está mais relacionada com os flavonóides presentes na própolis. Em comparação com o hidróxido de cálcio, a própolis é uma medicação intracanal adequada e é também muito eficaz contra o Enterococcus faecalis após sete a dez dias, podendo ser utilizada como medicação intracanal.

Em comparação com o gel de clorexidina como medicamento intracanal, o gel de própolis não é tão eficaz quanto ele na redução bacteriana. No entanto, mais estudos devem ser realizados para avaliar o efeito da própolis em outras bactérias anaeróbicas envolvidas em infecções endodônticas.

A própolis e o hidróxido de cálcio têm propriedades físicas semelhantes como medicação intra-canal, mas os efeitos tóxicos da própolis nos fibroblastos do ligamento periodontal (PDL) e na polpa dentária são 10 vezes inferiores aos do hidróxido de cálcio e podem ser mais facilmente removidos dos canais do que o hidróxido de cálcio.

De acordo com um estudo, a utilização de própolis como medicação intracanal pode alterar a cor clínica da coroa do dente. Além disso, diferentes métodos de aplicação do medicamento não têm efeito sobre a quantidade de descoloração.

Como suporte de armazenamento

Durante o traumatismo dentário, quando o dente está completamente fora do alvéolo (avulsão), é necessário um meio de armazenamento para transportar o dente para a clínica dentária e para manter a vitalidade das células PDL; a própolis é uma dessas soluções. Foi demonstrado que é uma solução conservante adequada para um período de 6 horas ou mais, mas para períodos mais curtos, não há diferença significativa em relação a outras soluções disponíveis. Neste contexto, a própolis funciona melhor do que a solução salina equilibrada de Hank (HBSS), o leite e o soro, uma vez que sobrevivem mais células PDL.

Os resultados de um estudo mostraram que, comparando soluções contendo própolis 50%, própolis 10%, HBSS, leite e ovos para preservar as células PDL de dentes avulsionados, estas células foram significativamente mais duradouras na própolis.

Também em termos de biocompatibilidade, os estudos mostraram que o própolis tem melhores propriedades do que o HBSS e o leite. Embora noutro estudo realizado para examinar a água de coco, o própolis, o HBSS e o leite para manter vivas as células do ligamento periodontal, foi demonstrado que a água de coco mantém significativamente mais células vivas do que as outras três soluções.

Efeitos anti-reabsorção em tecidos duros

Uma das principais preocupações clínicas em dentes traumatizados é a reabsorção radicular. Normalmente, o hidróxido de cálcio é utilizado para prevenir a reabsorção radicular nestes dentes, embora tenha sido demonstrado que o hidróxido de cálcio é 10 vezes mais tóxico do que a própolis. Num estudo que avaliou o efeito do própolis na formação e ativação de células osteoclásticas, foi demonstrado que o própolis reduz eficazmente a perda óssea.

A própolis diminui o número de células gigantes, a TRAP (fosfatase ácida resistente ao tartarato) positiva e tem um efeito inibidor na fase inicial da osteoclastogénese. Este efeito inibitório é dependente da dose. A própolis aumenta a expressão da osteoprotegerina e diminui o número de osteoclastos, inibindo assim a osteoclastogénese.

A osteoclastogénese requer a ativação do fator nuclear kappa B como um produto da via da ciclo-oxigenase COX. Foi demonstrado que o éster fenetil do ácido cafeico (CAPE), que é um ingrediente ativo da própolis, tem a capacidade de inibir a atividade osteoclástica através da supressão do fator nuclear kappa B.

Outro estudo não mostrou diferença entre as soluções de flúor e própolis quando aplicadas na superfície da raiz para prevenir a reabsorção de dentes reimplantados.

Terapia da polpa vital

Durante muito tempo, o hidróxido de cálcio foi utilizado como padrão para a terapia da polpa vital. O Agregado de Trióxido Mineral (MTA) também foi introduzido como um material de capeamento pulpar. Foi demonstrado que a resposta pulpar à própolis como material de capeamento pulpar em dentes permanentes é comparável ao MTA e ao hidróxido de cálcio.

Com base nos resultados de outro estudo, a própolis é um material admissível para a estimulação do desenvolvimento de pontes dentinárias, mas o MTA continua a ser uma melhor escolha para este fim. Em dentes decíduos de suínos tratados com pulpotomia, o hidróxido de cálcio e a própolis levaram à formação de tecido duro. Foi demonstrado que o própolis é mais eficaz na terapia pulpar vital do que o hidróxido de cálcio, não provoca inflamação pulpar e necrose e resulta na indução da produção de dentina tubular de alta qualidade.

A razão para a eficácia da própolis na diminuição da sensibilidade pulpar deve-se principalmente ao selamento adequado dos túbulos dentinários através das suas propriedades de resina e adesão adequadas, bem como ao seu efeito anti-inflamatório que reduz a inflamação pulpar.

Os compostos químicos anti-inflamatórios que existem na própolis incluem uma vasta gama de acacetina, apigenina, éster fenetílico do ácido cafeico, crisina, ácido cafeico, ácido cinâmico, ácido ferúlico, galangina, ácido gálico, ácido isoferúlico, ácido protocatecuico e ácido cumárico.

Um estudo demonstrou que os flavonóides presentes na própolis podem inibir o crescimento bacteriano na VPT, reduzindo as respostas do hospedeiro aos antigénios bacterianos. Assim, um capeamento pulpar direto com própolis contendo flavonóides, em contraste com própolis sem flavonóides e óxido de zinco, atrasa a inflamação pulpar e estimula a reparação da dentina.

CONCISO:

Em resumo, a própolis, muitas vezes referida como a "guardiã da cidade" ou a "penicilina russa", é uma substância resinosa produzida pelas abelhas para selar as suas colmeias. Extraída de várias resinas vegetais, a própolis possui uma composição química complexa, com mais de 300 compostos conhecidos. As suas propriedades terapêuticas resultam de uma interação sinérgica entre estes constituintes, incluindo flavonóides, terpenos, fenóis e outros compostos orgânicos.

Componentes-chave como os flavonóides exibem efeitos antioxidantes, antimicrobianos e anti-inflamatórios potentes, tornando a própolis um ativo valioso em aplicações médicas e dentárias. Os métodos de extração, como a cromatografia líquida de alta eficiência (HPLC) e a cromatografia gasosa-espetrometria de massa (GC-MS), permitem a identificação do seu perfil químico diversificado.

Na endodontia, a própolis demonstra uma eficácia antibacteriana comparável à dos irrigantes convencionais, como o hipoclorito de sódio e a clorexidina. Mostra-se promissora como medicação intracanal, particularmente no combate ao Enterococcus faecalis, um agente patogénico persistente nas infecções do canal radicular. Além disso, o própolis serve como um meio de armazenamento eficaz para dentes avulsionados, preservando as células do ligamento periodontal e prevenindo a reabsorção radicular.

Além disso, a própolis apresenta propriedades anti-inflamatórias, o que a torna adequada para a terapia da polpa vital. A sua capacidade de estimular a formação de pontes dentinárias e induzir a produção de dentina tubular de alta qualidade sublinha o seu potencial na promoção da regeneração dos tecidos dentários. Os compostos anti-inflamatórios da própolis atenuam a inflamação pulpar e reduzem o crescimento bacteriano, apoiando a sua utilização em procedimentos de capeamento pulpar direto.

De um modo geral, a própolis surge como um adjuvante versátil e biocompatível na terapia endodôntica, oferecendo uma alternativa natural aos medicamentos convencionais com resultados terapêuticos promissores. É necessária mais investigação para explorar todo o seu potencial e otimizar a sua integração na prática clínica.

CAPÍTULO 07:

ALLIUM SATIVUM(ALHO)

INTRODUÇÃO:

Nos últimos cem anos, a descoberta e a produção de medicamentos químicos promoveram a saúde em todo o mundo; no entanto, os medicamentos à base de plantas continuam a ser amplamente utilizados; 90% dos africanos e 70% dos indianos utilizam medicamentos à base de plantas. Adhami et al referiram que cerca de 76% dos iranianos estão familiarizados com os medicamentos à base de plantas. Estes medicamentos são também comuns em países desenvolvidos, como a China e os Estados Unidos. O alho (Allium sativum L. Fam. Liliaceae) desempenha um papel importante na nutrição e na medicina a nível mundial e é utilizado para a prevenção e o tratamento de doenças em diferentes sociedades.

Uma das caraterísticas importantes desta planta é o facto de poder ser cultivada em quase todo o mundo. Esta planta tem sido utilizada no Egito, Grécia, China, Japão e Índia antiga para tratar doenças. O alho é uma planta herbácea anual. A altura desta planta atinge 1 metro, mas varia consoante a espécie.

O produto do alho é um tubérculo ou bolbo que é composto por vários pequenos tubérculos chamados cravos. Cada tubérculo de alho contém cerca de 12 dentes. Esta planta é rica em nutrientes, uma vez que 100 gramas de alho contêm 61% de água, 30% de hidrocarbonetos, 2% de proteínas, 1% de gorduras e algumas quantidades de açúcar e vitaminas A e C.

COMPONENTES ACTIVOS:

Vários estudos científicos comprovaram a eficácia do alho na redução do risco de doenças cardiovasculares e de cancro, graças às propriedades antioxidantes e desintoxicantes dos seus ingredientes activos. Por exemplo, os fenóis e as saponinas presentes no alho têm propriedades antioxidantes. Diferentes métodos de processamento do alho podem alterar a sua atividade antioxidante.

O linoleato de etilo do alho actua como agente anti-inflamatório, reduzindo o óxido nítrico, a interleucina (IL)-1, o fator de necrose tumoral (TNF) alfa e a prostaglandina E2 (PGE2). Os flavonóides do alho têm propriedades antivirais. A alliina (sulfóxido de S-alil cisteína) é convertida em alicina por uma enzima chamada alliinase. A alicina e outros compostos organosulfurados do alho têm propriedades antibacterianas.

UTILIZAÇÕES:

- É muito utilizado na medicina ayurvédica.

-Irrigação por canal radicular .

-É também utilizado para tratar a placa dentária e a gengivite.

-Como agente antioxidante, antiviral, antifúngico e antibacteriano

COMO IRRIGANTE ENDODÔNTICO:

Birring et al concluíram que o alho tem efeitos antibacterianos contra E.faecalis que são semelhantes aos do NaOCl a 5,25%. Siddique et al e Beshr e Abdelrahim obtiveram resultados semelhantes. Rao et al compararam o extrato de alho e a solução de NaOCl a 2,5% em termos de capacidade de dissolução da polpa humana utilizando a polpa de dentes extraídos in vitro. Mostraram que o extrato de alho pode dissolver a polpa; no entanto, o NaOCl é mais eficaz neste processo em relação.

Prabhakaran e Mariswamy também compararam a eficácia de 64mg/ml de extrato de alho com a do NaOCl na remoção da camada de smear layer em 68 pré-molares extraídos e concluíram que o extrato de alho podia remover o smear, mas o NaOCl era mais eficaz a este respeito. Observaram que o extrato de alho podia manter a dentina intertubular integridade.

Num estudo clínico duplamente cego em crianças, Kahvand et al. compararam o sucesso clínico e radiográfico da pulpotomia utilizando formocresol e óleo de A. sativum. Após a pulpotomia, o óleo de A. sativum foi utilizado na polpa radicular de todos os grupos de estudo, enquanto o formocresol foi utilizado apenas no grupo do formocresol. Os resultados clínicos da avaliação dos pacientes três e seis meses após o tratamento mostraram uma taxa de sucesso de 100%. A taxa de sucesso radiográfico foi semelhante em todos os grupos (85%). Concluíram que o óleo de A. sativum pode ser usado para pulpotomia de dentes decíduos.

a) ACÇÃO ANTIBACTERIANA

As provas in vitro da atividade antimicrobiana dos extractos de alho fresco e liofilizado contra muitas bactérias, fungos e vírus apoiam estas aplicações.

A alicina, o ingrediente ativo do alho, actua inibindo parcialmente a síntese de ADN e de proteínas e inibindo também totalmente a síntese de ARN como alvo principal.

Foi referido que os compostos organossulfurados e os compostos fenólicos estão envolvidos na atividade antimicrobiana do alho. Pensa-se que a potência antimicrobiana das plantas se deve a taninos, saponinas, compostos fenólicos, óleos essenciais e flavonóides.

É interessante notar que os extractos brutos destas plantas mostraram uma boa atividade contra estirpes multirresistentes onde a terapia antibiótica moderna tem um efeito limitado.

Têm 33 componentes de enxofre, algumas enzimas, 17 aminoácidos e muitos minerais, como por exemplo o selénio. O alho tem um maior componente de enxofre em comparação com outras espécies de Allium. É este enxofre componente que confere ao alho o seu odor caraterístico e vários efeitos medicinais.

Um composto de enxofre muito importante do alho é a alicina. Quando os bolbos de alho são esmagados ou cortados, activam a enzima alliinase que metaboliza a allin em alicina. A alicina não tem apenas efeitos antibacterianos, mas também efeitos antiparasitários e antivirais.

O odor produzido pelo alho pode ser considerado um inconveniente da utilização de extractos da substância no tratamento endodôntico. O alho tem um odor pungente que é desagradável tanto para os pacientes como para os profissionais de medicina dentária. No entanto, este facto pode ser ultrapassado utilizando o alho em combinação com outros ingredientes, como o limão ou a lima, para mascarar o odor. Por conseguinte, embora o cheiro do alho possa ser prejudicial, pode ser minimizado se for utilizado em conjunto com outros ingredientes.

ANTIBACTERIANO ACTIVO CONTRA	Pseudomonas aeruginosa, Staphylococcus pyogenes, Escherichia coli, Klebsiella aerugenes, organismos Proteus, Streptococcus mutans, espécies de Lactobacillus, Streptococcus sanguis, Escherichia faecalis.

b)REMOÇÃO DA CAMADA DE PELÍCULAS

O alho, sendo um produto natural com grande valor medicinal, foi escolhido para este estudo. Ao romper-se, o alho liberta alicina através da atividade enzimática da ALLINASE. A alicina ajuda na degradação do conteúdo orgânico e necrótico no interior do canal radicular e, assim, reduz a quantidade de smear layer que oclui os túbulos dentinários.

As concentrações mais elevadas da solução de extrato de alho (30mg/ml), por serem mais estáveis, foram eficazes na remoção da camada de esfregaço em comparação com a solução de alho de concentração mais baixa (10mg/ml), uma vez que esta última era menos estável a um pH ótimo. A solução de extrato de alho a 30 mg/ml, devido à sua concentração mais elevada, tem uma maior propriedade de coloração em comparação com a sua concentração mais baixa de 10mg/ml. À temperatura ambiente, a ALLICIN em água pode ser armazenada durante 5 dias sem degradação evidente. As concentrações mais elevadas de ALLICIN em solução foram um pouco mais estáveis do que as concentrações mais baixas.

A semi-vida da ALLICIN variou de 10 a 17 dias a um pH ótimo de 5-6. A alicina, sendo o principal componente do alho, é estável a 25-37°c. Mas durante a instrumentação do canal radicular, postula-se que há um aumento de temperatura acima da temperatura normal do corpo, ou seja, 37 graus. A esta temperatura, o componente alicina do alho degrada-se, pelo que não é capaz de formar quelatos de cálcio na dentina da raiz. Por conseguinte, não se regista qualquer redução na resistência à compressão da dentina radicular.

CONCISO:

O alho, conhecido pelas suas propriedades nutricionais e medicinais, tem sido utilizado em várias culturas durante séculos. Rico em nutrientes, incluindo hidrocarbonetos, proteínas e vitaminas, o alho apresenta potentes efeitos antioxidantes, anti-inflamatórios e antimicrobianos atribuídos a compostos como a alicina, os fenóis e os flavonóides.

Na endodontia, o alho demonstra uma eficácia antibacteriana comparável à dos irrigantes convencionais, como o hipoclorito de sódio (NaOCl), contra agentes patogénicos como o Enterococcus faecalis. Também se mostra promissor na remoção da smear layer, embora menos eficaz do que o NaOCl. A potência antimicrobiana do alho provém de compostos de enxofre e fenólicos, óleos essenciais e flavonóides, tornando-o eficaz contra estirpes resistentes a vários medicamentos.

Apesar dos seus benefícios medicinais, o odor pungente do alho constitui um desafio em ambientes clínicos. No entanto, isto pode ser atenuado combinando o alho com ingredientes cítricos para mascarar o odor. Além disso, a estabilidade do alho em solução e o seu impacto na dentina radicular durante a instrumentação realçam o seu potencial como adjuvante natural na terapia endodôntica.

De um modo geral, o alho surge como uma alternativa fitoterápica promissora na prática endodôntica, oferecendo propriedades antimicrobianas e anti-inflamatórias que podem complementar os tratamentos convencionais. É necessária mais investigação para otimizar a sua utilização e abordar os desafios práticos associados à sua aplicação.

CAPÍTULO 08:

Curcuma longa (curcuma):

INTRODUÇÃO:

A curcumina é uma especiaria indiana e um membro da medicina tradicional da família Zingiberaceae, uma planta perene com um caule pequeno, folhas grandes e oblongas e rizomas amarelos acastanhados ovais, possui atividade anti-inflamatória, antioxidante, antimicrobiana, anticancerígena, antimalárica e hepatocelular.

Vários estudos realizados nos últimos anos demonstraram que a curcumina é um potente inibidor da iniciação tumoral in vivo e possui actividades anti-proliferativas contra células tumorais in vitro. Para além das suas propriedades anti-carcinogénicas, concentrações relativamente baixas de curcumina apresentam um efeito anti-inflamatório e antioxidante notável.

Embora o mecanismo exato pelo qual a curcumina promove estes efeitos ainda não tenha sido elucidado, as propriedades antioxidantes deste pigmento amarelo parecem ser um componente essencial subjacente às suas actividades biológicas pleiotrópicas. De facto, foi relatado que a curcumina inibe a peroxidação lipídica e elimina eficazmente o anião superóxido e os radicais hidroxilo

Para além da sua capacidade inerente de atenuar a reatividade das espécies de radicais livres de oxigénio, a curcumina demonstrou in vivo que aumenta as actividades de enzimas desintoxicantes como a glutationa-S-transferase. Ainda não foi analisado se a indução de genes antioxidantes distintos em tecidos de mamíferos contribui para a variedade de acções farmacológicas mediadas pela curcumina.

Um relatório recente sugere que a curcumina em preparações aquosas apresenta um efeito fototóxico contra bactérias gram positivas e gram negativas. O diferuloilmetano, o principal ingrediente ativo da curcuma, é facilmente solúvel em solventes orgânicos mas insolúvel em água. O possível mecanismo de ação da curcumina sugere a inibição da montagem de uma proteína filamentosa mutante sensível à temperatura Z (FtsZ) e também aumenta a atividade da guanosina trifosfatase de FtsZ, que é letal para as bactérias.

Num estudo realizado por Prasanna Neelakantan, foi demonstrado que a curcumina tem uma atividade antibacteriana significativa contra E. faecalis e pode ser utilizada como alternativa ao hipoclorito de sódio para irrigação. Como resultado, esta erva pode ser utilizada especificamente em situações de falha do canal radicular em endodontia.

A curcumina (diferuloilmetano), o principal componente bioativo amarelo da curcuma, demonstrou ter um vasto espetro de acções biológicas, incluindo actividades antimicrobianas, anti-inflamatórias e antioxidantes. Muitos estudos atribuíram um vasto espetro de actividades a este composto, o que constitui uma base adequada para explorar as suas aplicações endodônticas.

Componentes activos:

Os componentes da curcuma são denominados curcuminóides (curcumina ou diferuloil metano, desmetoxicurcumina e bisdemetoxicurcumina). Estes componentes são polifenóis com uma forte função antioxidante. A curcumina, a fração mais importante, é responsável pelas actividades biológicas da curcuma. Foi levantada a hipótese de que a curcumina inibe a montagem de protofilamentos de uma proteína de filamento mutante sensível à temperatura Z (FtsZ) e também aumenta a atividade GTPase de FtsZ. A perturbação da atividade GTPase da montagem de FtsZ é letal para as bactérias.

Utilizações :

- É muito utilizado na medicina ayurvédica.

-O creme é prescrito para doenças de pele.

-Irrigação por canal radicular .

-É também utilizado para tratar a placa dentária e a gengivite.

-Como antioxidante, antiviral, antifúngico e antibacteriano

Como irrigante endodôntico:

Para que um irrigante seja eficaz contra os biofilmes, a ação sobre os biofilmes deve envolver a eliminação da matriz extracelular de polissacarídeos (EPS), bem como das bactérias, porque esta matriz pode atuar como uma fonte adicional de nutrientes e/ou como uma superfície adequada para um maior crescimento celular. A curcuma (curcumina) é capaz de eliminar a matriz EPS e as bactérias.

O possível mecanismo de ação da curcumina sugere a inibição da montagem de uma proteína filamentosa mutante sensível à temperatura Z (FtsZ) e também aumenta a atividade da guanosina trifosfatase de FtsZ, que é letal para as bactérias. Num estudo realizado por Prasanna Neelakantan, foi demonstrado que a curcumina tem uma atividade antibacteriana significativa contra E.faecalis e pode ser utilizada como alternativa ao hipoclorito de sódio para irrigação. Como resultado, esta erva pode ser utilizada especificamente em situações de falha do canal radicular em endodontia.

A curcumina (raiz de curcuma) também apresenta efeitos antioxidantes e anticancerígenos, tendo assim uma relevância clínica significativa relacionada com a prevenção e o tratamento de inúmeras doenças. A curcumina já foi utilizada no fabrico de fibras electrospun para aplicações biomédicas (por exemplo, regeneração de tecidos cutâneos) e, mais recentemente, foi utilizada como irrigante intracanal durante o tratamento endodôntico, apresentando resultados de desinfeção eficazes e promissores, provavelmente explicados pelos seus efeitos de permeabilização que causam danos nas membranas bacterianas.

Além disso, a curcumina é fotossensível e, de acordo com um estudo realizado por da Frota et al , os canais radiculares infectados irrigados com curcumina, combinada com fotoactivação (5 min) utilizando uma unidade de díodo emissor de luz (LED), reduziu eficazmente a contaminação. A curcumina fotoactivada é tão eficaz como o TAP e foi capaz de penetrar mais profundamente nos túbulos dentinários.

Antibacteriano ativo contra	Enterococcus faecalis, Candida albicans, Pseudomonas aeruginosa, Staphylococcus pyogenes, Escherichia coli, Klebsiella aerugenes, organismos Proteus, Streptococcus mutans, espécies de Lactobacillus, Streptococcus sanguis

CONCISO:

A curcumina, um potente composto bioativo presente na curcuma, apresenta diversas propriedades medicinais, incluindo efeitos antimicrobianos, anti-inflamatórios e antioxidantes. Estudos destacaram a sua eficácia na inibição do início do tumor, na redução da inflamação e na eliminação dos radicais livres.

Na endodontia, a curcumina mostra-se promissora como irrigante devido à sua capacidade de romper biofilmes bacterianos e inibir o crescimento bacteriano, particularmente contra o Enterococcus faecalis. O seu mecanismo envolve a inibição da montagem de proteínas bacterianas e o aumento da sua atividade GTPase, levando à morte bacteriana.

Além disso, a fotossensibilidade da curcumina permite uma desinfeção eficaz do canal radicular quando combinada com a fotoactivação, penetrando profundamente nos túbulos dentinários e reduzindo a contaminação. Demonstra também atividade antimicrobiana contra vários agentes patogénicos normalmente associados a infecções endodônticas.

Globalmente, a curcumina surge como uma alternativa natural valiosa na terapia endodôntica, oferecendo efeitos antimicrobianos de largo espetro e potenciais aplicações na desinfeção e regeneração de tecidos. É necessária mais investigação para explorar todo o seu potencial terapêutico e otimizar a sua utilização clínica.

CAPÍTULO 09:

IRRIGANTES À BASE DE PLANTAS COM

EFICÁCIA ANTIBACTERIANA ISOLADA

1. Acacia nilotica (Babool)

INTRODUÇÃO:

A Acacia nilotica, também conhecida como Acacia arabica, é uma planta imperativa e polivalente. É uma árvore de tamanho médio e está amplamente dispersa em
países tropicais e subtropicais. A Acacia nilotica , também conhecida como espinho egípcio, acácia espinhosa, goma arábica e babool, é uma leguminosa arbórea polivalente fixadora de azoto. Possui boas actividades antimicrobianas, antioxidantes, antifúngicas, antivirais, antibióticas, anticancerígenas e anti-hipertensivas. Existem diferentes variedades de babool utilizadas nas folhas, flores, caule, espinhos, raízes, gomas e frutos

COMPONENTES ACTIVOS

É constituída por taninos, compostos fenólicos, óleos essenciais e flavonóides, tanino condensado, ácido gálico, ácido protocatecuico pirocatecol, catequina, galato de epigalocatequina-7 e epigalocatequina-5,7-digalato.A epicatequina, a dicatequina, a quercetina, o ácido gálico, o galato de leucocianidina, a sacarose e o 5-galato de catequina são compostos normalmente presentes nas cascas de babool que possuem uma boa atividade antimicrobiana, antioxidante, antifúngica, antiviral e antibiótica.

ACTIVIDADE ANTIBACTERIANA QUANDO UTILIZADO COMO IRRIGANTE ENDODÔNTICO:

O babool tem uma concentração mais elevada de metionina, cisteína, treonina, lisina, triptofano, potássio, fósforo, magnésio, ferro e manganês. Possui uma boa atividade antimicrobiana, atividade antioxidante, antifúngica e antiviral. Pensa-se que o poder antimicrobiano das plantas se deve aos taninos, saponinas, compostos fenólicos, óleos essenciais e flavonóides. Devido a tantos ingredientes eficazes encontrados nos agentes à base de plantas, concluiu-se que estes agentes poderiam ser utilizados como irrigantes endodônticos eficazes.

Os extractos de Acacia Nilotica danificam os constituintes celulares electrolíticos e essenciais (proteínas e ácidos nucleicos) dos agentes patogénicos, alterando a integridade celular e a permeabilidade da parede celular, o que indica que os extractos de acácia danificaram a membrana celular dos agentes patogénicos.

Os extractos de alcaçuz, cravinho, canela e babool foram examinados quanto às suas actividades antimicrobianas num estudo realizado por Dhanya Kumar et al. Foi demonstrado que o babool a uma concentração de 50% tinha a atividade mais elevada contra E.faecalis.

Ravinder K Gulati et al. efectuaram uma avaliação comparativa da eficácia antimicrobiana de agentes químicos e fitomedicinais quando utilizados como irrigantes intracanais contra Candida albican e Enterococcus faecalis e concluíram que o gluconato de clorexidina a dois por cento apresentou a eficácia antimicrobiana mais elevada contra C. albican, seguido de babool, metronidazol e própolis, enquanto o própolis apresentou a eficácia antimicrobiana mais elevada contra E. faecalis. Os irrigantes químicos revelaram-se mais eficazes do que os irrigantes à base de plantas contra o C. albican, enquanto os irrigantes à base de plantas revelaram uma melhor eficácia antimicrobiana do que os irrigantes químicos contra a E. faecalis.

Antibacteriano ativo contra	Streptococcus mutans Espécies de Lactobacillus Streptococcus sanguis

	Escherichia faecalis Candida albicans

CONCISO:

A Acacia nilotica, vulgarmente conhecida como Babool, é uma árvore polivalente com aplicações extensivas em regiões tropicais e subtropicais. Possui várias propriedades medicinais, incluindo actividades antimicrobianas, antioxidantes, antifúngicas, antivirais, antibióticas, anticancerígenas e anti-hipertensivas, o que a torna valiosa na medicina tradicional.

Os componentes activos do Babool incluem taninos, compostos fenólicos, óleos essenciais, flavonóides, taninos condensados, ácido gálico, ácido protocatecuico, pirocatecol, catequinas e epigalocatequinas. Estes compostos contribuem para as suas propriedades antimicrobianas, antioxidantes e antifúngicas, entre outras.

Em endodontia, o Babool demonstrou uma atividade antimicrobiana significativa contra agentes patogénicos como Streptococcus mutans, espécies de Lactobacillus, Streptococcus sanguis, Escherichia faecalis e Candida albicans. A sua eficácia como irrigante endodôntico foi comparada com agentes químicos como o gluconato de clorexidina e o metronidazol, mostrando resultados promissores.

Os estudos indicam que os extractos de Babool danificam os constituintes celulares essenciais dos agentes patogénicos, perturbando a integridade celular e a permeabilidade das membranas. Além disso, avaliações comparativas mostraram que, embora os irrigantes químicos sejam mais eficazes contra a Candida albicans, os irrigantes à base de plantas como o Babool apresentam uma eficácia superior contra o Enterococcus faecalis.

Em geral, o Babool surge como uma alternativa potente à base de plantas para a irrigação endodôntica, oferecendo propriedades antimicrobianas eficazes derivadas da sua composição rica em compostos bioactivos

2) Aloé Vera (Aloé barbadensis):

O Aloé vera é uma planta semelhante a um cato que contém 75 constituintes potencialmente activos: vitaminas, enzimas, minerais, açúcares, lignina, saponinas, ácidos salicílicos e aminoácidos. Tem atividade anti-inflamatória, anti-artrítica, antibacteriana e hipoglicémica. A parte verde da folha que envolve o gel transparente do aloé vera.

COMPONENTE ACTIVO E EFICÁCIA ANTIBACTERIANA COMO IRRIGANTE ENDODÔNTICO:

A aloína e a aloe modina são as duas substâncias que tornam o aloé vera ativo. Devido à síntese de proteínas nas células bacterianas, o aloé vera tem um forte efeito antibacteriano. Também é rico em vitaminas, minerais, enzimas, hidratos de carbono, lignina, saponinas, ácidos salicíclicos, aminoácidos e tem atividade antifúngica.

O Aloé vera tem uma atividade antimicrobiana bem estabelecida, atribuída a compostos que são agora especificamente identificados como ácido p-cumárico, ácido ascórbico, pirocatecol e ácido cinâmico. Tem atividade antimicrobiana contra Mycobacterium smegmatis, Klebisella pneumoniae, Enterococcus faecalis, Micrococcus luteus, Candida albicans e Bacillus sphricus

Num estudo realizado por Suresh Chandra, foi investigado o efeito antimicrobiano de extractos de água, álcool e clorofórmio de gel de aloé vera e verificou-se que o extrato de clorofórmio de aloé vera tinha um efeito antimicrobiano significativo contra E.faecalis.

Antibacteriano ativo contra	Mycobacterium smegmatis Klebisella pneumoniae Enterococcus faecalis Micrococcus luteus Candida albicans Bacillus sphricus

CONCISO:

Em conclusão, o Aloé vera, com a sua gama diversificada de compostos bioactivos, demonstra uma eficácia antibacteriana significativa, tornando-o um candidato promissor como irrigante endodôntico. Os componentes activos, aloína e aloe modin, inibem a síntese proteica nas células bacterianas, conduzindo a um potente efeito antibacteriano. Além disso, a composição rica em vitaminas, minerais, enzimas, hidratos de carbono, lignina, saponinas, ácidos salicíclicos e aminoácidos do Aloé vera reforça ainda mais as suas propriedades antimicrobianas.

Compostos específicos do Aloé vera, como o ácido p-cumárico, o ácido ascórbico, o pirocatecol e o ácido cinâmico, contribuem para a sua atividade antimicrobiana bem estabelecida. Este extrato de planta exibe eficácia contra várias bactérias e fungos, incluindo Mycobacterium smegmatis, Klebsiella pneumoniae, Enterococcus faecalis, Micrococcus luteus, Candida albicans e Bacillus sphricus.

Notavelmente, estudos, como o realizado por Suresh Chandra, destacam o efeito antimicrobiano significativo do Aloe vera, particularmente o extrato clorofórmico, contra Enterococcus faecalis. Estas descobertas sublinham o potencial do Aloé vera como alternativa natural para a irrigação endodôntica, oferecendo tanto eficácia antibacteriana como benefícios terapêuticos adicionais.

3. óleo de chá verde:

O óleo de chá verde, também conhecido como óleo de sementes de chá ou óleo de camélia, é derivado das sementes da planta Camellia sinensis, a mesma planta de onde são colhidas as folhas de chá verde. Enquanto o extrato de chá verde é normalmente obtido a partir das folhas da planta, o óleo de chá verde é extraído das sementes.

O óleo de chá verde é extraído das sementes da planta Camellia sinensis através de métodos de prensagem a frio ou de extração por solventes. A prensagem a frio é o método preferido, pois retém as propriedades naturais e os nutrientes do óleo.

O extrato de chá verde contém compostos polifenólicos, particularmente catequinas, que exibem propriedades antioxidantes, anti-inflamatórias e antimicrobianas. Estas propriedades fazem do extrato de chá verde um candidato promissor para a irrigação endodôntica. Vários estudos investigaram a sua eficácia em comparação com os irrigantes tradicionais, como o NaOCl e a clorhexidina (CHX).

A investigação sugere que o extrato de chá verde demonstra atividade antimicrobiana contra agentes patogénicos endodônticos, incluindo Enterococcus faecalis e Candida albicans, normalmente encontrados em canais radiculares infectados. Além disso, foi demonstrado que possui capacidades de dissolução de tecidos comparáveis ao NaOCl, sendo menos citotóxico para os tecidos periapicais.

Apesar destes resultados promissores, é necessária mais investigação para determinar a concentração ideal, o método de aplicação e os efeitos a longo prazo do extrato de chá verde como irrigante endodôntico. Além disso, a sua eficácia em cenários clínicos complexos e a sua compatibilidade com outros materiais endodônticos têm de ser cuidadosamente avaliadas antes de uma adoção clínica generalizada.

Em geral, embora o extrato de chá verde mostre potencial como alternativa natural aos irrigantes endodônticos convencionais, são necessários estudos mais abrangentes para estabelecer a sua segurança e eficácia na prática clínica.

Componentes activos:

O óleo de chá verde é rico em gorduras monoinsaturadas e polinsaturadas, nomeadamente ácido oleico (ácido gordo ómega 9) e ácido linoleico (ácido gordo ómega 6). Contém igualmente antioxidantes como a vitamina E, catequinas e outros polifenóis.

O óleo de chá verde contém vários componentes activos que contribuem para a sua atividade antibacteriana. Estes componentes incluem:

Catequinas: O óleo de chá verde é rico em catequinas, um tipo de polifenol com potentes propriedades antioxidantes e antibacterianas. O galato de epigalocatequina (EGCG) é a catequina mais abundante encontrada no óleo de chá verde e tem sido amplamente estudado pelos seus efeitos antimicrobianos contra uma vasta gama de bactérias, incluindo espécies Gram-positivas e Gram-negativas.

Galato de epigalocatequina (EGCG): Como mencionado, a EGCG é a catequina mais abundante no óleo de chá verde e é particularmente notável pela sua forte atividade antibacteriana. Perturba as membranas celulares bacterianas, inibe o crescimento bacteriano e interfere com a formação de biofilme bacteriano, tornando-o eficaz contra várias estirpes bacterianas.

Galato de epicatequina (ECG) e Epicatequina (EC): Estas catequinas também se encontram no óleo de chá verde e exibem propriedades antibacterianas. Podem inibir o crescimento bacteriano e romper as membranas celulares bacterianas, contribuindo para a atividade antimicrobiana global do óleo de chá verde.

Theaflavinas e Thearubiginas: Embora se encontrem principalmente no chá preto e não no chá verde, estes compostos polifenólicos podem ainda estar presentes em quantidades vestigiais no óleo de chá verde. Foi demonstrado que possuem propriedades antimicrobianas, embora menos estudadas do que as catequinas.

Cafeína: Embora não seja um polifenol, a cafeína é outro composto presente no óleo de chá verde que pode contribuir para a sua atividade antibacteriana. Estudos demonstraram que a cafeína pode aumentar os efeitos antimicrobianos das catequinas contra certas estirpes bacterianas.

Estes componentes activos trabalham em sinergia para exercer efeitos antibacterianos, rompendo as membranas celulares bacterianas, inibindo o crescimento bacteriano e interferindo com processos bacterianos como a formação de biofilme. Como resultado, o óleo de chá verde e os seus constituintes têm o potencial de serem alternativas naturais eficazes para combater infecções bacterianas em várias aplicações, incluindo cuidados com a pele, cuidados orais e cicatrização de feridas.

Como irrigante endodôntico:

A enzima bacteriana girase é inibida pela ligação à subunidade B do ATP, o que resulta numa ação antimicrobiana. Num estudo realizado por Madhu Pujar et al, a eficácia antimicrobiana de Triphala, polifenóis do chá verde e hipoclorito de sódio a 3% foi comparada contra E.faecalis e observou-se que Triphala e os polifenóis do chá verde mostraram uma atividade antibacteriana significativamente melhor contra biofilmes de 2 semanas.

Atividade antibacteriana contra	Enterococcus faecalis, Candida albicans, Pseudomonas aeruginosa,

	Staphylococcus pyogenes, Escherichia coli, Klebsiella aerugenes, organismos Proteus, Streptococcus mutans, espécies de Lactobacillus, Streptococcus sanguis

CONCISO:

Em conclusão, o óleo de chá verde, derivado das sementes da planta Camellia sinensis, apresenta uma alternativa natural promissora para a irrigação endodôntica. Rico em componentes activos, como as catequinas, particularmente o galato de epigalocatequina (EGCG), o galato de epicatequina (ECG) e a epicatequina (EC), bem como outros polifenóis e antioxidantes, o óleo de chá verde apresenta propriedades antimicrobianas potentes contra uma variedade de agentes patogénicos endodônticos, incluindo Enterococcus faecalis e Candida albicans.

Estudos demonstraram que o óleo de chá verde possui uma eficácia antimicrobiana comparável à dos irrigantes convencionais, como o hipoclorito de sódio (NaOCl), sendo menos citotóxico para os tecidos periapicais. Adicionalmente, a sua capacidade para romper as membranas celulares bacterianas, inibir o crescimento bacteriano e interferir com a formação de biofilme sublinha o seu potencial como agente antibacteriano eficaz na terapia endodôntica.

Embora seja necessária mais investigação para determinar a concentração ideal, o método de aplicação e os efeitos a longo prazo do óleo de chá verde como irrigante endodôntico, a sua promissora atividade antimicrobiana contra uma vasta gama de bactérias sugere que poderá ser uma adição valiosa ao armamentário das modalidades de tratamento endodôntico.

Em geral, o óleo de chá verde mostra um potencial considerável como uma opção natural e biocompatível para a irrigação endodôntica, oferecendo eficácia antimicrobiana e potenciais benefícios para os tecidos periapicais. São necessários mais estudos abrangentes para validar a sua segurança, eficácia e aplicabilidade clínica na prática endodôntica.

4. Syzigium aromaticum - Cravinho

O Syzygium aromaticum, vulgarmente conhecido como cravinho, pertence à família Myrtacea. O óleo de cravinho, também conhecido como óleo de cravo, é um óleo essencial da planta do cravinho, Syzygium aromaticum. É um analgésico e anti-sético natural utilizado principalmente em medicina dentária devido ao seu principal ingrediente, o eugenol. As propriedades germicidas do óleo tornam-no muito eficaz para aliviar dores de dentes, dores de dentes, gengivas doridas e úlceras na boca.

Consequentemente, o óleo de cravinho é adicionado a numerosos produtos e medicamentos dentários, incluindo elixires e pastas de dentes e material de enchimento como alternativa temporária a um canal radicular. Diz-se também que o eugenol tem várias desvantagens. Por vezes, o eugenol livre nos selantes endodônticos pode causar alguma toxicidade. O eugenol é também um alergénio bem conhecido; pode também atuar como um irritante dos tecidos e causar uma sensação de ardor.

COMPONENTE ACTIVO E EFICÁCIA ANTIBACTERIANA COMO IRRIGANTE ENDODÔNTICO:

As acções antifúngicas e antibacterianas de S.aromaticum devem-se à presença de vários constituintes como os fenil propanóides, o eugenol, o timol, o cinamaldeído e o carvacrol. Os elevados níveis de componentes fenólicos e eugenol são capazes de desnaturar a proteína e reagir com os fosfolípidos da membrana celular, alterando a sua permeabilidade e inibindo o crescimento de bactérias gram positivas e gram negativas (Chaieb et al 2017).

O eugenol, o isoeugenol e a vanilina, que estão incluídos nos óleos essenciais de cravinho, têm propriedades antioxidantes, antibacterianas e anódinas. Os efeitos calmantes do óleo de cravinho reduzem a inflamação pulpar. Três extractos de plantas distintas, Syzigium aromaticum (cravinho), Ocimum sanctum (tulsi) e Cinnamum zeylanicum (canela), foram objeto de uma investigação SEM realizada por Gupta et al. para avaliar a sua eficácia como irrigantes endodônticos. De acordo com os resultados do estudo, o Syzigium aromaticum e o EDTA foram os grupos experimentais mais bem sucedidos na remoção da smear layer.

ACTIVO ANTIBACTERIANO CONTRA	Enterococcus faecalis, Candida albicans, Pseudomonas aeruginosa, Staphylococcus pyogenes, Escherichia coli, Klebsiella aerugenes, organismos Proteus, Streptococcus mutans, espécies de Lactobacillus, Streptococcus sanguis

CONCISO:

O óleo de cravo, extraído do Syzygium aromaticum, é amplamente utilizado em medicina dentária pelas suas propriedades analgésicas e anti-sépticas, principalmente devido ao seu principal constituinte, o eugenol. A sua natureza germicida torna-o eficaz contra a dor de dentes, dores de dentes e úlceras orais, sendo normalmente incorporado em produtos dentários como elixires e pastas de dentes, bem como em materiais de preenchimento temporário.

No entanto, a presença de eugenol livre nos cimentos endodônticos pode levar a uma potencial toxicidade e a reacções alérgicas, causando irritação dos tecidos. Apesar destes inconvenientes, os componentes activos do óleo de cravinho, incluindo o eugenol, o timol e o cinamaldeído, apresentam potentes propriedades antifúngicas e antibacterianas, desnaturando proteínas e rompendo as membranas celulares, inibindo o crescimento de bactérias gram-positivas e gram-negativas.

Além disso, o eugenol, o isoeugenol e a vanilina contribuem para os efeitos antioxidantes e antibacterianos do óleo de cravinho, reduzindo a inflamação na polpa dentária. Os estudos demonstraram que o óleo de cravinho remove eficazmente as camadas de esfregaço em procedimentos endodônticos, particularmente contra Enterococcus faecalis e outras espécies patogénicas. Em geral, o óleo de cravo apresenta uma alternativa natural promissora para várias aplicações dentárias, apesar de algumas desvantagens associadas.

5. Citrus limonum - Solução de limão

O sumo de limão (pH 2,21) é uma fonte natural de ácido cítrico (pH 1,68) com menor acidez. O ácido cítrico, sendo um produto químico, tem algum efeito irritante para os tecidos periapicais quando comparado com a solução natural de limão. O limão tem atividade antioxidante, antiviral, antibacteriana, antifúngica e anticancerígena. Os seus componentes são o ácido ascórbico, os ácidos fenólicos, os polifenóis e as fibras alimentares. A solução de limão fresco tem sido utilizada como medicamento para os canais radiculares devido à sua grande eficácia antibacteriana, incluindo E.faecalis. Também mostrou atividade antimicrobiana contra S.aureus, Klebsiella, E.coli, P.aeruginosa, C.albicans, S.aureus e S.pneumoniae.

No entanto, devido à presença do composto antibacteriano D-Limoneno, as cascas dos citrinos são menos utilizáveis na produção de biogás. Estudos indicaram que o D-Limoneno presente nas cascas de citrinos inibe a digestão anaeróbia dos resíduos ao impedir o crescimento de colónias bacterianas [3,4]. Além disso, os estudos também indicaram que a extração do D-Limoneno e de outros compostos bactericidas da casca de citrinos melhora a digestão anaeróbia e a subsequente conversão destes resíduos em biogás [5,6]. Por conseguinte, a extração de D-limoneno da casca de citrinos é de grande importância e, além disso, o composto tem utilizações comerciais e farmacológicas.

COMPONENTE ACTIVO E EFICÁCIA ANTIBACTERIANA COMO IRRIGANTE ENDODÔNTICO:

Os estudos mostraram que os óleos essenciais, alcalóides de protopina e coridina, lactonas, poliacetileno, sesquiterpenos acíclicos, hipericina e compostos de pseudo-hipericina são eficazes contra várias bactérias (Keles et al., 2001; Maruti et al., 2011).

Além disso, os citrinos foram utilizados durante séculos nas medicinas tradicionais asiáticas para tratar a indigestão e melhorar as condições brônquicas e asmáticas (Kalpa et al., 2012). Johann et al., (2007) e Ghasemi et al., (2009) mostraram que as variedades de citrinos são consideradas e contêm uma fonte rica de metabolitos secundários com a capacidade de produzir um amplo espetro de actividades biológicas.

Giuseppe et al., (2007) relataram a presença de limonóides em espécies de Citrus, que podem ser considerados responsáveis pela atividade contra muitas estirpes bacterianas isoladas clinicamente. Os limonóides obtidos de C. limon mostraram uma boa atividade antibacteriana e antifúngica.

Os extractos de citrinos (por exemplo, limão, laranja e uva) estão entre os antimicrobianos naturais mais estudados para aplicações alimentares e demonstraram ser eficazes na redução do crescimento de bactérias (Corbo et al., 2008). Existem várias espécies de Citrus (C.), entre as quais C. limon (limão), C. aurantium (laranja amarga), C. limetta (limão doce), C. jambhiri (limão rugoso) e C. paradise (uva).

A solução de limão apresenta uma acidez mais baixa e um pH de 2,21. Funciona como um agente quelante, removendo eficazmente a camada de esfregaço. Devido às suas propriedades antimicrobianas, a solução de limão fresco é um tratamento de canal radicular perfeito e sem riscos.

Numa investigação realizada por Abuziad & Eissa et al., foi comprovado que a solução de limão fresco tem uma eficácia antibacteriana alargada contra E. faecalis, pelo que pode ser utilizada como medicação intracanal.

Antibacteriano ativo contra	E.faecalis , C.albicans, Staphylococcus pyogenes, Escherichia coli, Klebsiella aerugenes, organismos Proteus, Streptococcus mutans, espécies de Lactobacillus, Streptococcus sanguis

CONCISO:

O sumo de limão, com um pH de 2,21, contém ácido cítrico e vários componentes como ácido ascórbico, ácidos fenólicos, polifenóis e fibras dietéticas, exibindo propriedades antioxidantes, antivirais, antibacterianas, antifúngicas e anticancerígenas. A sua eficácia antibacteriana estende-se a vários agentes patogénicos, incluindo E. faecalis, S. aureus, K. aerugenes, E. coli, P. aeruginosa, C. albicans e outros.

O D-Limoneno presente nas cascas de citrinos inibe o crescimento bacteriano, afectando a produção de biogás, mas a sua extração melhora a digestão anaeróbia. Os óleos essenciais, alcalóides, lactonas e sesquiterpenos dos citrinos contribuem para os seus efeitos antimicrobianos. Os limonóides encontrados em espécies de citrinos, particularmente em C. limon, exibem uma potente atividade antibacteriana e antifúngica.

A acidez mais baixa e as propriedades quelantes da solução de limão removem eficazmente a camada de esfregaço no tratamento do canal radicular. A investigação confirma a sua ampla eficácia antibacteriana contra E. faecalis, sugerindo o seu potencial como medicamento e irrigante intracanal.

6. solução de Salvadora Persica (Miswak):

Miswak é uma palavra tradicionalmente conhecida pelo pau de madeira utilizado para limpar os dentes e deriva de uma planta chamada "Arak". Miswak ou Siwak é o nome deste pau. Miswak significa "pau para limpar os dentes" em árabe. Os babilónios escovavam os dentes com o miswak há mais de 7000 anos.

Componentes activos:

Supõe-se que as propriedades antibacterianas da Salvodara persica resultem da sua rica composição química, que inclui taninos, cloretos, trimetilamina, salvadorina, nitrato, tiocianato e enxofre.

Atividade antibacteriana:

Foi demonstrado que estas substâncias químicas aniónicas apresentam atividade antibacteriana contra diferentes microrganismos. Estas substâncias interagem com os grupos sulfidrilo nas enzimas bacterianas, causando, em última análise, a morte da bactéria.

O extrato alcoólico de Salvadora persica foi comparado com hipoclorito de sódio a 5,25%, clorexidina a 0,2% e solução salina normal numa investigação realizada por Nawal A.K. AlSabawi et al. Foi demonstrado que o extrato de Salvadora persica tinha um efeito antimicrobiano significativo contra bactérias aeróbias e anaeróbias, sendo a sua eficácia máxima a 15%.

CONCISO:

O Miswak, derivado da planta Salvadora persica, é utilizado há mais de 7.000 anos para a higiene dentária. Os seus componentes activos incluem taninos, cloretos, trimetilamina, salvadorina, nitrato, tiocianato e enxofre, exibindo propriedades antibacterianas.

Estes componentes interagem com os grupos sulfidrilo das enzimas bacterianas, levando à morte das bactérias. O extrato alcoólico de Salvadora persica demonstra uma eficácia antimicrobiana significativa contra bactérias aeróbias e anaeróbias, com uma eficácia máxima a uma concentração de 15%, comparável à das soluções de hipoclorito de sódio e de clorexidina, o que conduz a um irrigante eficaz, que deverá ser objeto de um estudo invivo mais aprofundado.

7.Marticaria Recutitia Linn (camomila alemã)

A camomila alemã, também conhecida como Matricaria Chamomilla, que pertence à família Asteraceae, é uma das plantas medicinais mais importantes da Europa do Sul e do Leste.

As flores da camomila contêm uma série de substâncias quimicamente activas (chamazuleno, ácido cáprico e ácido caprílico). Além disso, contém terpenóides, flavonóides e outros componentes químicos. O óleo de camomila alemã concentra-se na membrana celular das bactérias. Tem propriedades anti-inflamatórias, analgésicas, antimicrobianas, antiespasmódicas e sedativas. Desinfecta o sistema de canais radiculares com menos toxicidade.

8.Agaricus bisporus - Cogumelo

Contém substâncias activas com pesos moleculares baixos e elevados (LMW, HMW) e possui qualidades terapêuticas, incluindo capacidades imunomoduladoras, anti-inflamatórias, antivirais, antioxidantes e antibacterianas devido a estes componentes. A plectasina, a confuentina, a grifolina e a neogrifolina são componentes de baixo peso molecular encontrados nos cogumelos que podem penetrar profundamente nos túbulos dentinários. O gel de cogumelo é utilizado como medicação intracanal.

9. papaína

A papaína, uma enzima proteolítica de cisteína, é derivada do látex das folhas e dos frutos da papaia verde madura. Estão presentes efeitos bacteriostáticos e bactericidas significativos. A atividade antibacteriana de extractos naturais de M.citrifolia, papaína, gel de A. vera, CHX a 2% e hidróxido de cálcio contra E. faecalis foi comparada no estudo de Anug Bhardwaj et al. A papaína forneceu resultados significativamente diferentes dos da CHX e dos outros medicamentos avaliados.

10. Riccinus communis - Rícino

A rícino contém ácido ricinoleico, que é abundante. Tanto um irrigante como um medicamento intracanal podem ser utilizados com ele. A rícino foi relatada como capaz de erradicar a Candida albicans numa investigação in vitro por Marcio Carneiro Valera et al. Também foi descoberto que a rícino diminuiu consideravelmente o número de E. faecalis. Foi descoberto noutro estudo por Lucas da Fonseca Roberti Garcia et al. que a pasta de hidróxido de cálcio e óleo de rícino mostrou uma ação superior à pasta de hidróxido de cálcio e propilenoglicol contra bactérias normalmente observadas em infecções endodônticas.

CAPÍTULO 10: CONCLUSÃO

Os irrigantes à base de plantas referem-se a soluções derivadas de extractos naturais de plantas que são utilizadas para irrigação em vários procedimentos médicos e dentários, particularmente na higiene oral e na terapia endodôntica. Estes irrigantes são frequentemente escolhidos pelas suas propriedades antimicrobianas, anti-inflamatórias e analgésicas, bem como pelo seu potencial para minimizar a citotoxicidade em comparação com as alternativas sintéticas.

Os medicamentos à base de plantas estão a tornar-se populares e a ser utilizados na endodontia porque são, na sua maioria, inofensivos quando utilizados corretamente e podem ser perigosos se forem utilizados em excesso. Considerando que são benéficas e têm poucos efeitos adversos, as ervas também podem ser utilizadas em técnicas de tratamento endodôntico. A segurança, a facilidade de acesso, o prazo de validade mais longo, a eficiência económica e a ausência de resistência microbiológica são, até agora, os principais benefícios dos irrigantes à base de plantas. A combinação de irrigantes e a sua utilização sequencial ajudarão a cumprir todos os requisitos para a irrigação do canal radicular, o que resultará numa terapia de canal radicular bem-sucedida.

Embora os irrigantes à base de plantas possam oferecer algumas vantagens, tais como uma citotoxicidade reduzida e propriedades antimicrobianas, são necessárias provas científicas mais sólidas para apoiar a sua utilização generalizada na prática clínica. Os dentistas devem considerar factores como a preferência do paciente, a segurança e a eficácia ao decidirem se incorporam irrigantes à base de plantas nos seus protocolos de tratamento. É necessária mais investigação e ensaios clínicos para estabelecer de forma conclusiva os perfis de eficácia e segurança dos irrigantes à base de plantas.

REFERÊNCIAS:

1. Prabhakar J, Senthilkumar M, Priya MS, Mahalakshmi K, Sehgal PK, Sukumaran VG. Avaliação da eficácia antimicrobiana de alternativas à base de plantas (Triphala e polifenóis de chá verde), MTAD e 5% de sódio International Journal Dental and Medical Sciences Research Volume 5, Issue 2, Mar - Apr 2023 pp 393-399.
2. Raj, James & Priyadharshan B. Herbal Irrigants - Future trends. IntJPharmTechnol2015;6:3061-6.
3. Mohammed Torabinajad, Shahrokh Shabahang, RayDalfo, James D. Anti microbial effect of MTAD an in vitro investigation. J Endod 2003;29(6):400-3.
4. Sahni A, ChandakMGet al. Utilização de ervas na irrigação do canal radicular: uma revisão. Int J Dent Health Sci 2015;2(1):76-82.
5. Siqueira JF Jr, Rocas IN, Favieri A, Lima KC. Redução quimiomecânica da população bacteriana no canal radicular após instrumentação e irrigação com hipoclorito de sódio a 1%, 2,5% e 5,25%. J Endod 2002;26:331-4.
6. Kanisavaran ZM. Gluconato de clorexidina em endodontia: uma revisão actualizada. Int Dent J2008;58(5):247-57.
7. Yamashita JC, Tanomaru Filho M, Leonardo MR, Rossi MA, Silva LA. Estudo em microscopia eletrônica de varredura da capacidade de limpeza da clorexidina como irrigante de canais radiculares. Int Endod J2003;36(6):391-4.
8. MurrayPE, FarberRM, NamerowKN, KuttlerS, Garcia-GodoyF. Avaliação da morinda citrifolia como irrigante endodôntico. JEndod 2008;34:66-70.
9. FerrazzanoGF, AmatoI, IngenitoA, ZarrelliA, PintoG, PollioA. Polifenóis vegetais e suas propriedades anti-cariogénicas: Uma revisão. Molecules 2011;16:1486-1507.
10. RedaR, ZanzaA, CicconettiA, BhandiS, MiccoliG, GambariniG et al. Imagens de ultrassom em odontologia: Uma visão geral da literatura. JImaging 2021;7:238.
11. Aishuwariya T, Ramesh SI. Revisão da literatura sobre irrigantes à base de plantas. Ann RSCB. 2021;25:15839-46.
12. Zehnder M. Irrigantes para canais radiculares. J Endod 2006;32:389-98.
13. BasraniB, HaapasaloM.Atualização sobre soluções de irrigação endodôntica. Endodontictopics 2012;27(1):74–102.
14. KandaswamyD, VenkateshbabuN. Irrigantes do canal radicular. J Conserv Dent2010;13(4):256.
15. Gomes BP, Ferraz CC, Vianna ME, Berber VB, Teixeira FB, Souza-Filho FJ. Atividade antimicrobiana in vitro de diversas concentrações de hipoclorito de sódio e gluconato de clorexidina na eliminação de Enterococcus faecalis. Int Endod J2001;34(6):424-8.
16. Kale PP, Raut AW. Um sistema de classificação proposto para irrigantes endodônticos à base de plantas. J Conserv Dent 2021;24:293-5.
17. Mortellini R, Foresti R, Bassi R, Green CJ, Curcumin, um agente antioxidante e anti-inflamatório, induz a heme oxigenase-1 e protege as células endoteliais contra o stress oxidativo. Free Radic Biol Med2000;28:1303-12.

18. Rai D, Singh JK, Roy N, Panda D. A curcumina inibe a montagem de FtsZ: um mecanismo atrativo para a sua atividade antibacteriana. Biochemical J 2008;410(1):147-155.
19. Neelakantan P, Subbarao Ch, VenkataSubbarao C. Análise da atividade antibacteriana da curcumina contra enterococcus fecalis. Int J Curr Res 2011;3(9):37-41.
20. Kaur K, Michael H, Arora S, Harkonen P, Kumar S. Fracionamento in vitro orientado para a bioatividade e caraterização de fracções inibitórias polifenólicas de Acacia nilotica (L.) Willd. ex Del. J Ethnopharmacol2005;99(3):353-60.
21. Sundaram R, Mitra SK. Atividade antioxidante da fração solúvel em acetato de etilo da casca de Acacia arabica em ratos. Indian J Pharmacol 2007;39:33-8.
22. Kumar ND, Sidhu P. A atividade antimicrobiana de azardirachta indica, glycyrrhiza glabra, cinnamum zeylanicum, syzygium aromaticum, accacia nilotica em streptococcus mutans e enterococcus faecalis - Um estudo in vitro. Endodontology2011;23(1):18-25.
23. Biswas, Kausik et al. "Actividades biológicas e propriedades medicinais do neem (Azadirachta indica)." Current Science2002;82:1336-45.
24. Hannah Rosaline, Kandaswamy D, Gogulnath D, Rubin MI. Influência de vários irrigantes à base de plantas como enxaguamento final na aderência de Enterococcus faecalis por microscópio de varrimento a laser confocal de fluorescência. J Conserv Dent 2013;16(4):352-5.
25. Toker H, Ozan F, Ozer H, Ozdemir H, Eren K, Yeler HJ. Uma avaliação morfomética e histopatológica dos efeitos da própolis na perda óssea alveolar na periodontite experimental em ratos.Periodontol 2008;79(6):1089-94. Revista Internacional de Investigação em Ciências Médicas e Dentárias
26. Al-Qathami H, Al-Madi E. Comparação de hipoclorito de sódio, própolis e soro fisiológico como irrigantes de canais radiculares: Um estudo piloto. Saudi Dental J 2003;5:100-02.
27. Murray PE, Farber RM, Namerow KN, Kuttler S, Garcia-Godoy F. Avaliação da Morinda citrifolia como irrigante endodôntico. J Endod2008;34(1):66-70.
28. Madhu P, Chetan P, Ajay Kadam. Comparação da eficácia antimicrobiana de Triphala, (GTP) polifenóis do chá verde e 3% de hipoclorito de sódio em biofilmes de Enterococcus faecalis formados em substrato dentário: In vitro. JInt OralHealth 2011;3(2):23-30.
29. PrasannaNeelakantan, Nithya Jagannathan, Nabeel Nazar. Abordagem etnofarmacológica no tratamento endodôntico: A Focused Review. IntJDrug Dev& Res 2011;3(4): 68-77.
30. Calt S, Serper A. Efeitos dependentes do tempo do EDTA nas estruturas da dentina. J Endod2002;28(1):17-9.
31. Lahijani S, Raoof-Kateb HR, Heady R, Yazdani D. O efeito do extrato de camomila alemã (Marticariarecutita L.) e do óleo da árvore do chá (Melaleuca alternifolia L.) utilizados como irrigantes na remoção da camada de esfregaço: um estudo de microscopia eletrónica de varrimento. Int Endod J2006;39(3):190-5.

32. Pratishta Jain e Manish Ranjan. "Papel das ervas na irrigação do canal radicular - uma revisão. "IntJPharmBiolSci2014;9:06-10.
33. Gupta A, Duhan J, Sangwan P, Hans S, Goyal V. A eficácia de três extractos de plantas diferentes utilizados como irrigantes na remoção da camada de esfregaço: Um estudo de microscopia eletrónica de varrimento. J Oral Health Comm Dent2015;9(1):16-22.
34. Vishnuvardhini S, Sivakumar A, Ravi V, Prasad AS, Sivakumar JS.Herbendodontics-Phytotherapy In Endodontics: Uma revisão. Biomed Pharmacol J 2018;11(2):1073-82.
35. Bhardwaj A, Ballal S, Velmurugan N. Avaliação comparativa da atividade antimicrobiana de extractos naturais de Morinda citrifolia, papaína e aloé vera (todos em formulação de gel), gel de clorexidina a 2% e hidróxido de cálcio, contra Enterococcus faecalis: Um estudo in vitro. J Conserv Dent2012;15(3):293-7.
36. Khalid Rehman Hakeem Waseem Mohammed Abdul Mohd Muzzammil Hussain Syed Shoeb Iqbal Razvi - Saúde oral e medicina à base de plantas
37. Sudhakar S, Gupta N, Ghambir N, et al. Avaliação comparativa da remoção da camada de esfregaço intracanal por diferentes irrigantes de canais radiculares: Um Estudo de Microscópio Eletrónico de Varrimento. Int J Clin Pediatr Dent 2023;16(4):633-638.
38. Setia R, Bajaj N, Bhola M, Brar GS. Avaliação comparativa da eficácia de remoção da smear layer do extrato de folha de neem, própolis e óleo de laranja quando utilizados como irrigantes endodônticos: Um estudo in vitro de microscopia eletrónica de varrimento. Contemp Clin Dent 2023;14:128-34.
39. Nada Khazal Kadhim Hindi, Zainab Adil Ghani Chabuck, Atividade Antimicrobiana de Diferentes Extractos Aquosos de Limão. J App Pharm Sci, 2013; 3 (06): 074-078.
40. Saha S, Nair R, Asrani H. Avaliação comparativa de Própolis, metronidazol com clorexidina, hidróxido de cálcio e extrato de *Curcuma longa* como medicamento intracanal contra *E. faecalis* - Um estudo *in vitro. J Clin Diagn Res.* 2015;9:ZC19-21. [PMC free article] [PubMed] [Google Scholar]
41. Bazvand L, Aminozarbian MG, Farhad A, Noormohammadi H, Hasheminia SM, Mobasherizadeh S. Antibacterial effect of triantibiotic mixture, chlorhexidine gel, and two natural materials Propolis and *Aloe vera* against *Enterococcus faecalis*: Um estudo *ex vivo. Dent Res J (Isfahan)* 2014;11:469-74. [PMC free article] [PubMed] [Google Scholar]
42. Garg P, Tyagi SP, Sinha DJ, Singh UP, Malik V, Maccune ER. Comparação da eficácia antimicrobiana da própolis, *Morinda citrifolia, Azadirachta indica*, triphala, polifenóis do chá verde e hipoclorito de sódio a 5,25% contra o biofilme de *Enterococcus faecalis. Saudi Endod J.* 2014;4:122-7. [Google Scholar]
43. Ambareen Z, Konde S, Raj SN, Kumar NC. Eficácia antimicrobiana de extractos de ervas. *Int J Oral Health Dentistry.* 2015;1:108. [Google Scholar]
44. Somayaji SK, Ballal ND, Shobha KL, Mohandas Rao KG. Comparação da eficácia antimicrobiana de triphala, *Withania somnifera* e hipoclorito de

sódio contra o biofilme de *Enterococcus faecalis* - Um estudo *in vitro*. *Int J Pharm Pharm Sci.* 2014;6:808-11. [Google Scholar]

45. Jena A, Govind S, Sahoo SK. Presente da natureza para a endodontia como irrigante do canal radicular: Uma revisão. *World J Pharm Res.* 2015;4:471-81. [Google Scholar]
46. Madhavan S, Murlidharan Comparação da eficácia antibacteriana de medicamentos intracanais em combinação com óleo de cravo contra *Enterococcus faecalis*. *Asian J Pharm Clin Res.* 2015;8:136-8. [Google Scholar]
47. Vinothkumar TS, Rubin MI, Balaji L, Kandaswamy D. Avaliação *in vitro* de cinco extractos de ervas diferentes como irrigante endodôntico antimicrobiano utilizando a reação em cadeia da polimerase quantitativa em tempo real. *J Conserv Dent.* 2013;16:167-70. [PMC free article] [PubMed] [Google Scholar]
48. Karkare SR, Ahire NP, Khedkar SU. Avaliação comparativa da atividade antimicrobiana do extrato hidroalcoólico de *Aloe vera*, alho e hipoclorito de sódio a 5% como irrigantes de canais radiculares contra *Enterococcus faecalis*: Um estudo *in vitro*. *J Indian Soc Pedod Prev Dent.* 2015;33:274-8. [PubMed] [Google Scholar]
49. Jain P, Ranjan M. Papel das ervas na irrigação do canal radicular - Uma revisão. *IOSR J Pharm Biol Sci (IOSR-JPBS)* 2014;9:6-10. [Google Scholar]
50. Kamath S, Rajeev K, Saraf P. Papel das ervas na endodontia: Uma atualização. *Endodontologia.* 2011:98-102. [Google Scholar]
51. Bhargava K, Kumar T, Aggarwal S, Zinzarde S, Sanap A, Patil P. Comparative evaluation of the antimicrobial efficacy of neem, green tea, triphala and sodium hypochlorite: Um estudo *in vitro*. *J Dent Res Rev.* 2015;2:13-6. [Google Scholar]
52. Penumudi SM, Mandava RB, Saraswathi DD, Santhi V, Swetha B, Gandhi B. Eficácia antimicrobiana das ervas na endodontia. *J Adv Oral Res.* 2015;6:9-12. [Google Scholar]
53. Gonmode WN, Balsaraf OD, Tambe VH, Saujanya KP, Patil AK, Kakde DD. Comparação da eficácia antibacteriana do extrato de folhas de neem, extractos de sementes de uva e hipoclorito de sódio a 3% contra *E. faecalis* - Um estudo *in vitro*. *J Int Oral Health.* 2013;5:61-6. [PMC free article] [PubMed] [Google Scholar]
54. Hegde V, Kesaria DP. Comparative evaluation of antibacterial activity of neem, propolis, turmeric, liquorice, and sodium hypochlorite as root canal irrigants against *E. faecalis* and *C. albicans* - An *in vitro* study. *Endodontologia.* 2013;25:38-45. [Google Scholar]
55. Damre PG. Avaliação comparativa da atividade antibacteriana de um canal radicular à base de plantas ou químico contra E. faecalis: Um estudo *in vitro*. *Int J Adv Res.* 2015;3:1563-72. [Google Scholar]
56. Bharadwaj A, Ballal S, Velmurugan N. Comparative evaluation of the antimicrobial activity of natural extracts of *Morinda citrifolia*, papain and *Aloe vera* (all in gel formulation), 2% chlorhexidine gel and calcium hydroxide, against *Enterococcus faecalis*: Um estudo *in vitro*. *J Conserv Dent.* 2012;15:293-7. [PMC free article] [PubMed] [Google Scholar]

57. Murry PE, Farber RM, Namerow KN, Kuttler S, Garcia-Godoy F. Avaliação da *Morinda citrifolia* como irrigante endodôntico. *J Endod.* 2008;34:66-70. [PubMed] [Google Scholar]
58. Kamath U, Sheth H, Ramesh S, Singla K. Comparação da eficácia antibacteriana do óleo da árvore do chá com hipoclorito de sódio a 3% e clorexidina a 2% contra *E. faecalis*: Um estudo *in vitro*. *J Contemp Dent.* 2013;3:117-20. [Google Scholar]
59. Prasangi Vijaya Bhanu, RamakrishnarajuK, JollingDiksha, Sai Kashmeera Turlapati- HERBAL ENDODONTIC IRRIGANTS - REVIEW
60. Kale PP, Raut AW. Um sistema de classificação proposto para irrigantes endodônticos à base de plantas. J Conserv Dent. 2021 maio-Jun;24(3):293-295. doi: 10.4103/jcd.jcd_75_21. Epub 2021 Dec 8. PMID: 35035157; PMCID: PMC8717852
61. Tewari RK, Kapoor B, Mishra SK, Kumar A. Papel das ervas na endodontia. J Oral Res Rev. 2016;8:95. [Google Scholar]
62. Sivakumar A, Ravi V, Prasad AS, Sivakumar JS. Herbendodontia - Fitoterapia em endodontia: Uma revisão. Biomed Pharmacol J. 2018;11:1073-82. [Google Scholar]
63. Gupta A, Duhan J, Tewari S, Sangwan P, Yadav A, Singh G, et al. Avaliação comparativa da eficácia antimicrobiana dos extractos das plantas Syzygium aromaticum, Ocimum sanctum e Cinnamomum zeylanicum contra Enterococcus faecalis: Um estudo preliminar. Int Endod J. 2013;46:775-83. [PubMed] [Google Scholar]
64. Subbiya A, Mahalakshmi K, Pushpangadan S, Padmavathy K, Vivekanandan P, Sukumaran VG. Eficácia antibacteriana da amêndoa de Mangifera indica L. e das folhas de Ocimum sanctum L. contra o biofilme dentário de Enterococcus faecalis. J Conserv Dent. 2013;16:454-7. [PMC free article] [PubMed] [Google Scholar]
65. Choudhary E, Indushekar KR, Saraf BG, Sheoran N, Sardana D, Shekhar A. Explorando o papel do sumo de Morinda citrifolia e Triphala na irrigação do canal radicular: Um estudo ex vivo. J Conserv Dent. 2018;21:443-9. [PMC artigo gratuito] [PubMed] [Google Scholar]
66. Tyagi SP, Sinha DJ, Garg P, Singh UP, Mishra CC, Nagpal R. Comparação da eficácia antimicrobiana da própolis, Morinda citrifolia, Azadirachta indica (Neem) e hipoclorito de sódio a 5% no biofilme de Candida albicans formado no substrato dentário: Um estudo in-vitro. J Conserv Dent. 2013;16:532-5. [PMC free article] [PubMed] [Google Scholar]
67. 7. Sedigh-Shams M, Badiee P, Adl A, Sarab MD, Abbaszadegan A, Nabavizadeh M. Comparação in vitro do efeito antimicrobiano da solução de hipoclorito de sódio e do óleo essencial de Zataria multiflora como irrigantes em canais radiculares contaminados com Candida albicans. J Conserv Dent. 2016;19:101-5. [PMC free article] [PubMed] [Google Scholar]
68. Dedhia J, Mukharjee E, Luke AM, Mathew S, Pawar AM. Efficacy of Andrographis paniculata compared to Azadirachta indica, Curcuma longa, and sodium hypochlorite when used as root canal irrigants against Candida albicans and Staphylococcus aureus: Um estudo antimicrobiano in vitro. J Conserv Dent. 2018;21:642. [PMC free article] [PubMed] [Google Scholar]

69. Gupta D, Kamat S, Hugar S, Nanjannawar G, Kulkarni R. A comparative evaluation of the antibacterial efficacy of Thymus vulgaris, Salvadora persica, Acacia nilotica, Calendula arvensis, and 5% sodium hypochlorite against Enterococcus faecalis: Um estudo in-vitro. J Conserv Dent. 2020;23:97-101. [PMC free article] [PubMed] [Google Scholar]
70. Mistry KS, Sanghvi Z, Parmar G, Shah S, Pushpalatha K. Antibacterial efficacy of Azadirachta indica, Mimusops elengi and 2% CHX on multispecies dentinal biofilm. J Conserv Dent. 2015;18:461-6. [PMC free article] [PubMed] [Google Scholar]
71. Sebatni MA, Kumar AA. Eficácia da remoção da camada de esfregaço de extractos de ervas utilizados como irrigantes endodônticos: Um estudo in vitro. Endodontologia. 2017;29:35. [Google Scholar]
72. Chhabra N, Gyanani H, Kamatagi L. Eficácia de remoção da camada de esfregaço da combinação de extractos de ervas em duas proporções diferentes, isoladamente ou complementada com agitação sónica: Um estudo in vitro com microscópio eletrónico de varrimento. J Conserv Dent. 2015;18:374-8. [PMC free article] [PubMed] [Google Scholar]
73. Sadr Lahijani MS, Raoof Kateb HR, Heady R, Yazdani D. O efeito do extrato de camomila alemã (Marticaria recutita L.) e do óleo da árvore do chá (Melaleuca alternifolia L.) utilizados como irrigantes na remoção da camada de esfregaço: Um estudo de microscopia eletrónica de varrimento. Int Endod J. 2006;39:190-5. [PubMed] [Google Scholar]
74. Rao SA, Sowjanya KI, Sunitha L. Comparação da capacidade de remoção da smear layer e do efeito na resistência da dentina radicular do extrato de alho e do EDTA utilizados como irrigantes finais - Um estudo in vitro. Indian J Conserv Endod. 2016;1:81-5. [Google Scholar]
75. Balto H, Ghandourah B, Al-Sulaiman H. A eficácia do extrato de Salvadora persica na eliminação da camada de esfregaço intracanal: Um estudo SEM. Saudi Dent J. 2012;24:71-7. [PMC free article] [PubMed] [Google Scholar]
76. Jain PA, Tejaswi S, Parinitha MS, Shetty S, Ambikathanaya UK. Avaliação comparativa da atividade antibacteriana de Punica granatum, Acacia nilotica e Emblica officinalis contra Enterococcus faecalis e da sua capacidade de remoção da smear layer quando utilizadas como irrigantes endodônticos: Um estudo in-vitro. Int J Res Rev. 2019;6:8. [Google Scholar]
77. Kumar A, Sheerin Sarthaj A, Maria Antony S. Avaliação comparativa da eficácia antibacteriana e de remoção de camadas de dois irrigantes à base de plantas diferentes - Um estudo in vitro. Int Healthcare Res J. 2018;1:350-4. [Google Scholar]
78. Subbiya A, Roopchander K, Mahalakshmi K, Padmavathy K, Vivekanandan P. Eficácia bactericida e de remoção da smear layer de alternativas à base de plantas contra o biofilme dentário de Enterococcus faecalis - Um estudo ex-vivo. Pesquisa Brasileira em Odontopediatria e Clínica Integrada. 2020;20:e5475. [Google Scholar]
79. Güçlüer Ö, Akarsu E, Yavuz E, Er K, Kuştarcı A. Capacidade de dissolução do tecido pulpar humano de diferentes extractos de Sapindus mukorossi: Um estudo in vitro. Chin Herbal Med. 2020;12:178-82. [Artigo livre do PMC] [PubMed] [Google Scholar]

80. Rao SA, Sunitha L, Rao BN, Naik JP, Shekar VC. Eficácia do extrato de alho e do hipoclorito de sódio na dissolução da polpa dentária: Um estudo in vitro. Saudi Endod J. 2017;7:36.

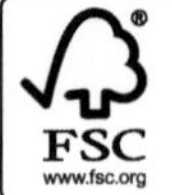
MIX
Papier aus verantwortungsvollen Quellen
Paper from responsible sources
FSC® C105338

Printed by Books on Demand GmbH, Norderstedt / Germany